Dr. med. Robert M. Bachmann
Lothar Burghardt

Kneippen

Gesundheit und Lebensfreude tanken

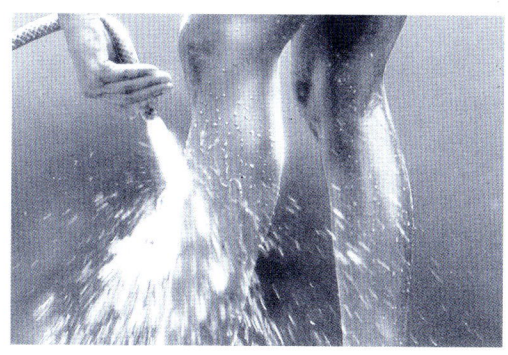

Die fünf bewährten Naturheilmethoden
- Wasser, Heilpflanzen, Ernährung,
  Bewegung, innere Ordnung
- Kneippen zu Hause

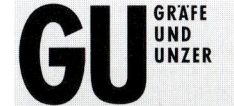

GRÄFE
UND
UNZER

Inhalt

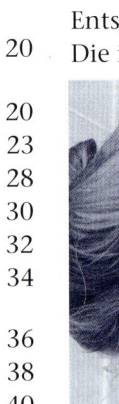

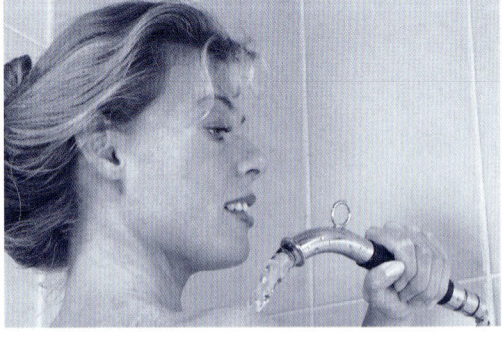

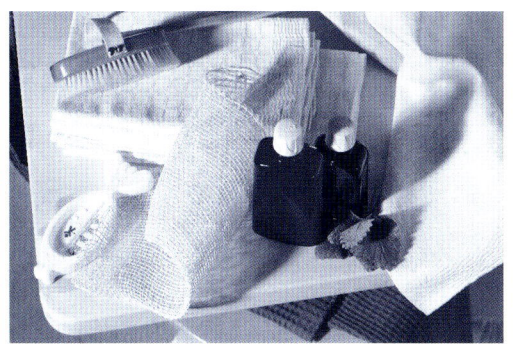

Wichtiger Hinweis

Dieses Buch wendet sich mit seinem Rat und seinen Anleitungen in erster Linie an Menschen, die eigenverantwortlich ihre Gesundheit erhalten, ihre Leistungsfähigkeit steigern möchten. Zu allen Kneippschen Anwendungen finden Sie jedoch klare Aussagen darüber, bei welchen Unpäßlichkeiten und Alltagsbeschwerden sie zu helfen vermögen.
In den Anleitungen für die Wasseranwendungen (Seite 28 bis 51) ist auf jene Erkrankungen hingewiesen, deren Behandlung allein der Arzt bestimmen kann. Bitte beachten Sie diese Hinweise!

Ein Wort zuvor

Gesundheit, Leistungsfähigkeit, Ausgeglichenheit – das wünschen wir uns alle. Der Allgäuer Priester und Naturheiler Sebastian Kneipp hat im vergangenen Jahrhundert ein »Gesundheitsprogramm« entwickelt, mit dem wir uns diesen Wunsch erfüllen können; es ist nicht nur bis heute gültig, sondern gerade in unserer Zeit von zunehmender Bedeutung. In über hundert Jahren weiterentwickelt, wissenschaftlich erforscht und anerkannt, in der ärztlichen Praxis und im Alltag unzähliger Menschen bewährt, sind die fünf Kneipp-Methoden in ihrer positiven Wirkung auf Körper und Seele unumstritten und eine wahrlich einfache Art der Gesundheitsvorsorge und der Behandlung vieler Krankheiten.

Kneippen bedeutet also nicht nur, Wasser (übrigens nicht allein kaltes) gezielt zur Vorbeugung oder Genesung einzusetzen, auch die anderen Methoden können Sie täglich für Ihre Gesundheit nutzen: die Kraft unserer Heilpflanzen, Bewegung zur Steigerung der Leistungsfähigkeit mit einem kleinen Übungsprogramm für jeden Tag, die einfachen Techniken zur Streßbewältigung, die vielen Möglichkeiten, zu seelischer Ausgeglichenheit zu finden, wie die Ordnungstherapie sie bietet, und nicht zuletzt die richtige Ernährung, die wirkungsvoll und dauerhaft vor Zivilisationskrankheiten schützt.

Gesundheit, die wenig kostet – in diesem Buch geben wir Ihnen Anregungen, wie Sie Rat und Empfehlungen des genialen Naturarztes für Ihre Gesundheit nützen können. Sie finden Anleitungen für alle Kneippschen Naturverfahren, die Sie auf einfache Weise praktizieren können – in Ihrem beruflichen Alltag, in der Freizeit, im Urlaub. Wenn Sie aus dem großen Angebot der natürlichen Verfahren und mit Hilfe der Empfehlungen für das Kneippen im Alltag Ihr eigenes »Gesundheitsprogramm« für jeden Tag entwickeln – und auch danach leben –, werden Sie bald feststellen, daß Sie sich wohler fühlen und leistungsfähiger sind als zuvor. Sie werden – wir wissen dies aus eigener Erfahrung – so viel Spaß am täglichen Kneippen haben, daß Sie nicht mehr darauf verzichten wollen.

Dr. med. Robert M. Bachmann
Dipl. oec. Lothar Burghardt

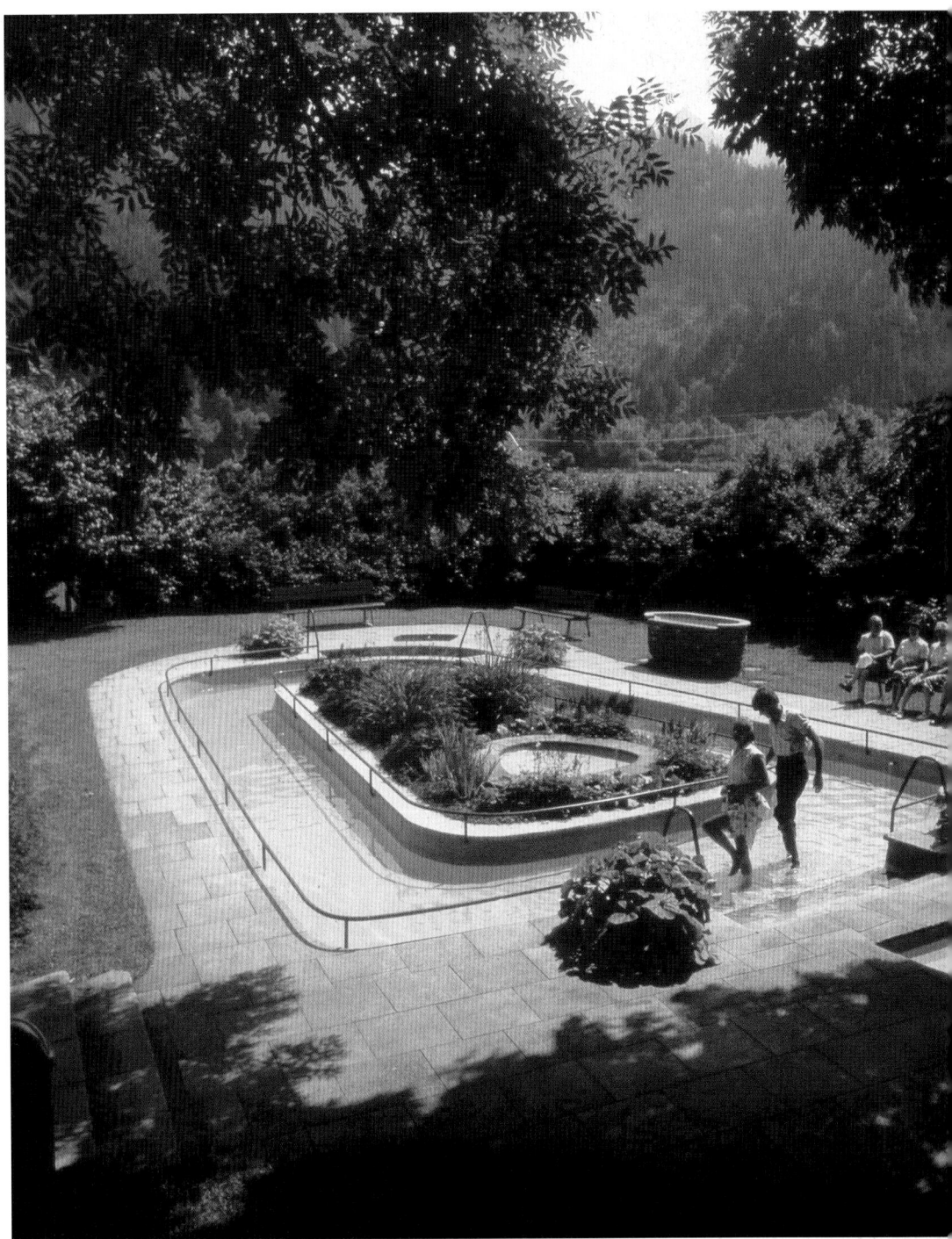

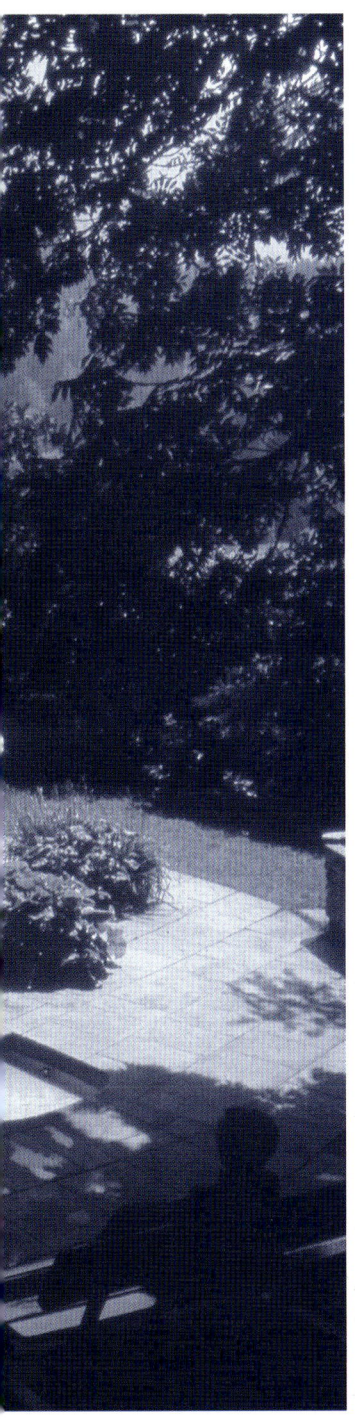

Kneippen – altes Wissen neu entdeckt

Ich selbst habe nichts sehnlicher gewünscht, als daß ein Mann von Beruf, ein Arzt, mir diese schwere Last und drückende Arbeit abgenommen hätte, und ich trage kein innigeres Verlangen und Wünschen, als daß endlich die Leute vom Fach allgemeiner und umfassender auch die Wasserheilmethode gründlich studieren und in die Hand und Aufsicht nehmen würden.

(Sebastian Kneipp)

Kneipp wurde verstanden. Heute ist die Kneipp-Therapie wissenschaftlich untermauert, dem medizinischen Wissensstand angepaßt und zeitgemäß ausgerichtet – sie ist eine seriöse, gesicherte Methode, die weite Bereiche der anerkannten Naturheilverfahren zur Vorbeugung, zur Behandlung von Krankheiten und zur Nachbehandlung abdeckt.

Was ist Kneippen?

Kaum irgendein Umstand kann schädlicher auf die Gesundheit wirken als die Lebensweise unserer Tage: Ein fieberhaftes Hasten und Drängen aller im Kampfe um Erwerb und sichere Existenz. Es ist kein Wunder, wenn Krankheiten so viele Opfer fordern, denn die Menschheit ist weit von der früheren, einfachen Lebensweise abgewichen. Nicht etwa, daß die Errungenschaften unserer Zeit wieder geopfert werden müßten, aber es muß ein Ausgleich gefunden werden, um die überanstrengten Nerven zu stärken, ihre Kraft zu erhalten; es muß das Gleichgewicht hergestellt werden zwischen Arbeit und Lebensweise – und dem Verbrauch der Nervenkraft.

Diese Sätze stammen weder von einem Sozialpolitiker noch von einem modernen Gesundheitslehrer; sie wurden vielmehr vor hundert Jahren geschrieben von einem Mann, der die Dinge beim Namen nannte, der den Leuten ins Gewissen redete und erfolgreich wie kein anderer seine Mitmenschen zur Selbstverantwortung und zur Selbsthilfe in Gesundheitsfragen motivieren konnte: Sebastian Kneipp, der katholische Priester aus dem schwäbisch-bayerischen Bad Wörishofen, der Naturheiler mit Instinkt und Talent, der Helfer der Menschheit, wie er schon zu Lebzeiten genannt wurde.

Sebastian Kneipp – nur ein »Wasserdoktor«?

Von der Kneipp-Therapie, die aus dem kleinen Bauerndorf Wörishofen innerhalb weniger Jahre einen weltweit bekannten Kurort machte, hat sicher jeder schon einmal gehört. Und viele denken dabei sofort an »kaltes Wasser«, an eine »Roßkur«. Das ist nicht richtig. Natürlich ist das besondere Merkmal der Kneippschen Heilkunst die Anwendung des Wassers auf unser zweitgrößtes Organ, die Haut; aber dies geschieht in so fein abgestimmter, auf den einzelnen zugeschnittener Weise und so vielfältig, daß von »Roßkur« dabei nicht die Rede sein kann.

Von »Roßkur« kann keine Rede sein

Kneipp ist auch nicht der Erfinder der Wasserheilkunde; Hydrotherapeuten gibt es wohl schon seit Menschengedenken. *Ich will, so sagte Kneipp, nicht als der Entdecker der Tatsache gelten, daß das Wasser ein Heilmittel ist; ich suche nur den Wasserstrom in der gelindesten Weise für die menschliche Natur zu verwenden.* Und an anderer Stelle: *Ich glaube, daß ich kein Heilmittel anführen kann, das sicherer heilt als das Wasser. Aber ich warne euch vor zu vielen Wasseranwendungen. Die Natur soll man nicht überladen.*

Heilmittel Wasser

Damit unterscheidet Kneipp sich von den Wasserheilern, die vor ihm waren: Er hat die Hydrotherapie verfeinert, in jahrzehntelanger Selbsterfahrung und umsichtiger Anwendung an Tausenden von Kranken mit den unterschiedlichsten Beschwerden erprobt und abgesichert, und er hat die Wasserbehandlung schließlich der medizinischen Wissenschaft zugeführt, die sie zu einer fundierten Behandlungsform weiterentwickelt hat.

Eine fundierte Methode

Die Sache mit dem Wasser allein jedoch würde aus dem »Wasserdoktor Kneipp« wohl kaum einen der bekanntesten Zeitgenossen kurz vor der Jahrhundertwende gemacht haben: Als die Washington Post Anfang der neunziger Jahre des vorigen Jahrhunderts ihre Leser nach den berühmtesten Zeitgenossen fragte, wurde an erster Stelle, verständlicherweise, der amerikanische Präsident genannt, an zweiter Stelle Fürst Bismarck, danach Sebastian Kneipp. Was war das Geheimnis dieses Erfolges?

Dieser Mann hatte eine besondere Ausstrahlung, er besaß Sendungsbewußtsein, ohne »Prophet« sein zu wollen. Er gab den Menschen etwas, das sie verstanden, womit sie etwas anfangen konnten. Nach seinen wortgewaltigen Predigten, in denen er den Leuten auf einfache, für sie verständliche Weise sagte, was sie in ihrer Lebensführung falsch machten, hielt er sich als »Hochwürden und Gesundheitsapostel« nicht etwa auf Distanz, sondern er half! Seine Patienten fühlten, daß da einer ihr Innerstes anrührte, daß er vieles zurechtrückte. Und sie erlebten, daß nicht nur an Symptomen, den äußeren Erscheinungsbildern ihrer Gesundheitsprobleme, und an Krankheiten herumgedoktert wurde, sondern daß ihnen wirklich geholfen wurde – sie wurden wieder gesund und lebensfroh. Sebastian Kneipp sah immer den ganzen Menschen, der eine wundersame Einheit aus Körper, Seele und geistiger Kraft ist. Kneipp brachte die einfachen Heilmittel wieder zur Geltung, die uns von der Natur geschenkt werden: Dinge, die jederzeit verfügbar sind.

Behandlung des ganzen Menschen

Über die eigene Krankheit zum Gesundheits-erzieher

Wer war Sebastian Kneipp, was brachte ihn auf seinen Weg, was gab ihm die Kraft, kranken Menschen sein Leben lang zu helfen? Er kommt am 17. Mai 1821 in dem kleinen Weiler Stefansried, in Sichtweite der herrlichen Barockbasilika von Ottobeuren, zur Welt. Die häuslichen Verhältnisse sind, wie fast überall im Allgäu, beklemmend ärmlich. Der Vater kann mit der Weberei für die große Familie gerade das Brot verdienen. Soweit es der Haushalt zuläßt, hilft die Mutter mit, die eine besondere Gabe hat: Sie ist kundig der Heilkraft der Allgäuer Pflanzen; diese Gabe prägt den Sohn. Kneipps Kindheit und Jugend sind von Entbehrung gekennzeichnet; täglich arbeitet er im feuchtkalten Weberkeller, nur wenige Stunden kommt er dort heraus, um zur Schule zu gehen. Schon früh träumt der »Weberbaschtl« davon, einmal Priester zu werden. Die Eltern können ihm diesen Wunsch nicht erfüllen, sie sind zu arm. Heimlich spart er Geld zusammen. Es wird, wie fast der ganze Weiler Stefansried, Opfer eines Feuers. Trotzdem hält der Junge an seinem Ziel fest. Schließlich gibt ihm ein Kaplan im nahen Grönenbach Lateinunterricht und ermöglicht ihm so den Eintritt ins Gymnasium in Dillingen an der Donau.

Wissen von der Heilkraft der Pflanzen

Als Spätberufener meistert Sebastian Kneipp das Gymnasium in nur vier Jahren, danach beginnt er das Studium der Theologie und Philosophie in München. Kurz vor seinem Ziel, nach angestrengtem Lernen, erkrankt er an Lungenschwindsucht (Tuberkulose), einer Krankheit, die mit den Mitteln der damaligen Medizin nicht zu heilen ist. Kneipp schreibt in seiner Autobiographie, daß er nach über zweihundert Konsultationen von den Ärzten aufgegeben worden sei. Er selbst aber gibt sich nicht auf.

Ansporn aus eigenem Leiden

In der Bibliothek des Herzoglichen Georgianums zu München entdeckt er ein Buch von Doktor Johann Siegmund Hahn, einem der »Wasserhähne« genannten Ärzte aus dem schlesischen Ort Schweidnitz, über Kraft und Wirkung des frischen Wassers »in die Leiber der gesunden und kranken Menschen«. Kneipp schreibt über den Fund: *Da stand Unglaubliches. Am Ende, so blitzte ein Gedanke in mir auf, findest du gar deinen selbsteigenen Zustand! Ich blätterte weiter. Richtig, das paßte, das stimmte, das war fast bis aufs Haar getroffen! ... Das Büchlein wurde zuerst der Strohhalm, an den ich mich klammerte;*

nach kurzer Zeit war es der Stab, auf welchen sich der Kranke stützte; heute gilt es mir als Rettungsboot, welches eine barmherzige Vorsehung mir zur rechten Zeit, in der Stunde der höchsten Not sandte.

Kneipp beginnt, nach den Anleitungen des Buches seine Lungentuberkulose zu behandeln. Allerdings hält er Hahns Verordnungen für sehr schroff und streng. Er probiert sie ein halbes Jahr lang aus, fühlt zunächst keine spürbare Besserung seines Zustandes – es geht ihm aber auch nicht schlechter, was ihm Hoffnung gibt!

Selbsterfahrung bringt Hoffnung

Es kommt der Winter des Jahres 1849. *Ich war wieder in Dillingen,* berichtet Kneipp, *wöchentlich zwei- bis dreimal suchte ich eine einsame Stelle und badete einige Augenblicke in der Donau. Rasch war ich der Badestelle zugeeilt, noch rascher marschierte ich nach Hause in die warme Stube.*

Sieg über die Krankheit

Mit dieser zunächst heroisch anmutenden Methode schafft Kneipp den Sieg über eine zu damaliger Zeit unheilbare Krankheit und prägt ein Grundprinzip seiner Therapie: Aktive Erwärmung durch Bewegung, dann eine kurze Abkühlung mit anschließender aktiver Wiedererwärmung.

Im Jahr 1850 beginnt er mit der systematischen Erforschung der Hydrotherapie. Später, am Ende eines erfahrungs- und erfolgreichen Lebens als Priester und Therapeut erinnert er sich: *Dreißig Jahre lang habe ich sondiert und jede einzelne Anwendung an mir selbst probiert. Dreimal – ich gestehe es offen – sah ich mich veranlaßt, meine Wasserverfahren zu ändern, die Saiten abzuspannen, von der Strenge zur Milde, von großer Milde zu noch größerer herabzusteigen.*

Dies ist, wie schon gesagt, einer der Gründe, die Kneipp zu einem der berühmtesten Naturheilkundigen machten: Er hat die Hydrotherapie verfeinert, ihre Wirkung auf den Menschen genau beobachtet und sie differenziert zur Behandlung der verschiedensten Erkrankungen eingesetzt.

Ein weiterer, vielleicht wesentlicher Grund: Als Priester lag Kneipp auch das Seelenheil der ihm Anvertrauten am Herzen. Dies im Zusammenhang mit der damals in der Medizin vorherrschenden Meinung, kranke Körpersäfte seien die Ursache aller Krankheiten, bestimmte Kneipp, kranke Menschen stets in ihrer Ganzheit zu behandeln – also Körper, Geist und Seele.

Körper, Geist und Seele heilen

Daraus folgte für ihn, daß die Ursache aller Funktionsstörungen und Krankheiten aufgespürt werden müsse, daß es eben nicht genüge, nur die Symptome zu behandeln.

Sebastian Kneipp hat seine Erkenntnisse nicht nur erfolgreich gegen alle Angriffe der damals sehr in sich geschlossenen »Schulmedizin« verteidigt, sondern sein Wissen auch unermüdlich und auf verständliche Weise weitergetragen. Seiner urwüchsigen schwäbischen Art entsprach es, den Leuten »aufs Maul« zu schauen, die Dinge beim Namen zu nennen und den Menschen, die Rat von ihm wollten, herzlich, aber deutlich bis derb ins Gewissen zu reden. *Saufen wollen sie alle, aber sterben will keiner!* oder *Späte Abendmahlzeiten füllen die Särge!* Gelten Sätze wie diese nicht immer noch?

Die Lehren des Sebastian Kneipp

Sebastian Kneipp hat die ganze Natur des Menschen in seine Heilmethode einbezogen. Er war dabei orientiert an der »Diaita« des Hippokrates, des Vaters der abendländischen Medizin, der von 460 bis 377 vor Christus lebte. Und Diaita, das heute leider nur noch in dem ausschließlich auf die Ernährung bezogenen Sinn Verwendung findet (Diät), umfaßte alle Bereiche des menschlichen Verhaltens, des Handelns und der Lebensführung. Dazu gehörten auch die Einstellung zum eigenen Leben in der Einheit von Körper, Geist und Seele, die Einstellung zur Umwelt in ihrer natürlichen Beschaffenheit, aber auch der Umgang mit den aus dem eigenen Verhalten oder aus der Umwelt resultierenden Gefahren für die Gesundheit. Folgerichtig hat Kneipp in sein Konzept von einer gesundheitsorientierten Lebensweise alle verfügbaren heilenden Kräfte der Natur einbezogen:

Umfassende Heilmethode *(Randnotiz)*

● Das Wasser auch als innerlich reinigende und die Organe anregende Kraft. Andere Hydrotherapeuten, etwa die Gebrüder Hahn, die »Wasserhähne«, Vinzenz Prießnitz, von dem man nur noch den Prießnitzschen Wickel kennt, oder der Schlesier Dr. Winternitz, der durch seine zum Teil radikalen Kaltwasserkuren bekannt wurde, gerieten in Vergessenheit – nicht so Kneipp. Was ihn vor anderen auszeichnet, ist seine Erkenntnis, daß eben nicht allein die Reizwirkung des Wassers auf der Haut Gesundheit bedeutet, sondern daß es weiterer »Teile« bedarf, aus denen sich das »Ganze« fügt.

Wasser *(Randnotiz)*

● Die Heilkraft mild wirkender Pflanzen, die Kneipp sorgfältig und einfühlsam in sein Konzept der Naturheilkunde einbezog.

Pflanzen *(Randnotiz)*

Ernährung ● Die kraftspendende natürliche Ernährung, die in alle Überlegungen zur Genesung und zur Gesunderhaltung einzubeziehen ist. Kneipp sah die Ernährungsfehler, die seine Mitmenschen tagaus, tagein begingen; die von ihm entwickelte Ernährungslehre könnte in kaum veränderter Form der heutigen zugeordnet werden: Die Nahrung sei einfach und naturbelassen.

● Ausgewogene Bewegung, die der menschliche Organismus braucht, um seine Funktionen »auf Trab zu halten«. Kneipp hat der Bewegungstherapie und dem Sport überragende Bedeutung bei der Lösung gesundheitlicher Probleme zugemessen. **Bewegung**

● Schließlich wußte der Seelenhirte Kneipp darum, daß all seine Methoden nur wirken können, wenn der Mensch bereit ist, sich in die vorgegebene Ordnung des Kosmos, der Naturgesetze, einzufügen. Heute sprechen wir von »Biorhythmik«. Es ist die Lehre von der Beachtung und richtigen Einschätzung der biologischen Rhythmen, denen jedes Lebewesen, auch der Mensch, unterworfen ist: **Biorhythmus** Sekundenrhythmen im Ablauf der nervlichen Funktionen, Tagesrhythmen mit Höhen und Tiefen in der Leistungsbereitschaft, Monatsrhythmen, nicht nur bei Frauen, und schließlich Jahresrhythmen im Jahreszeitenverlauf. Leib, Seele und Geist sind eine Einheit, liegen Störungen vor, so müssen stets alle Bereiche des menschlichen Wesens betrachtet und behandelt werden. Ehe andere Maßnahmen erfolgreich sein können, muß erst Ordnung im **Innere** Seelenleben des Patienten herrschen. **Ordnung**

Dies ist der Schlüssel zum Verständnis der Lehren des Sebastian Kneipp und seines Wirkens – auch zum Verständnis dieses Buches. Wir müssen alle »Teile« der menschlichen Natur in die Überlegungen einbeziehen, wenn wir das »Ganze«, die Gesundheit, erhalten und stärken oder Krankheiten überwinden wollen.

> Ob Kneippen zu Hause oder die Kneippkur in einem Kurort – Erfolg bringt nur das Zusammenwirken der fünf Kneippschen Methoden: das Einsetzen der Wasserheilkraft (Hydrotherapie), der Pflanzenheilkraft (Phytotherapie), eine gesunde, vollwertige Ernährung, ausreichende Bewegung und eine natürliche Lebensordnung (Ordnungstherapie).

Nur eine dieser Methoden einzusetzen, entspräche nicht der vollständigen Kneippschen Heilkunst, wäre eine halbe Sache. Es würde bedeuten, daß wir unser Fehlverhalten in vielen Bereichen nicht ändern, weil wir es nicht erkennen können. Und es würde bedeuten, fahrlässig mit etwas sehr Kostbarem umzugeben: mit den Selbstheilungskräften – der Heilkraft, die jedem von uns innewohnt und die es unser Leben lang zu erhalten und zu stärken gilt.

In der Einfachheit liegt die Zukunft

Als Kneipp vor über hundert Jahren sein Programm für ein gesundes Leben und das naturgemäße Heilen entwickelte, war die Einfachheit der Mittel ein Gebot der damals herrschenden Not, vorgegeben auch durch die recht begrenzten medizinischen Möglichkeiten jener Zeit; die großen Fortschritte in der Medizin sind alle erst in diesem Jahrhundert erzielt worden. Impfungen, Antibiotika, Operationstechniken und Organverpflanzungen oder gar Organersatz sind zweifellos hervorragende Leistungen – aber sind die Menschen damit gesünder geworden? Besteht nicht erst durch diese großartigen Möglichkeiten die Gefahr, daß wir uns noch weniger Sorgen um die Erhaltung unserer Gesundheit machen? Noch dazu, wo wir doch scheinbar gegen alle Gesundheitsrisiken umfassend versichert sind?

Die »Humoralpathologie«, die Auffassung, daß menschliches Befinden vom Zustand der Körpersäfte abhängig sei, wurde abgelöst mit der Entdeckung der menschlichen Zelle durch Rudolf Virchow: Die »Zellularpathologie« bestimmt seither die medizinische Grundeinstellung; wie zuvor die Humoralpathologie galt diese Lehre fortan als die allein gültige. In Verbindung mit medizinisch-technischen und pharmakologischen Erfolgen hat dieser Ausschließlichkeitsanspruch eine fragwürdige Entwicklung eingeleitet: In der ärztlichen Aus- und Fortbildung rückt immer mehr das Spezialistentum in den Vordergrund. Dies ist sicher verständlich, weil neue Erkenntnisse und komplizierte Maßnahmen immer mehr Forschung und Spezialisierung notwendig machen, führt aber dazu, daß aus medizinischer Sicht die Ganzheit des Menschen und damit die körperlich-seelisch-geistigen Zusammenhänge in den Hintergrund treten. Der Arzt-Spezialist scheint immer mehr von immer weniger zu verstehen, er ist nicht selten symptomorientiert, ist abhängig von komplizierter Technik und davon, daß immer mehr Medikamente mit einem breiten Wirkungsspektrum zur Verfügung stehen. An dieser Entwicklung sind wir alle beteiligt, Ärzte und Patienten. Wir scheinen es verlernt zu haben, die »Verhältnismäßigkeit der Mittel« richtig einzuschätzen. Es ist unbestritten, daß wir als Patienten nur allzuoft ein eben nicht angemessenes ärztliches Verhalten herausfordern: Der Arzt soll bei jeder Unpäßlichkeit, bei allen Beschwerden und Erkrankungen, gleichgültig welcher Art, möglichst schnell »helfen«. Unangenehme, manchmal aber höchst sinnvolle Reaktionen wie beispielsweise Fieber bei Virusinfekten müssen mit Medikamenten unterdrückt werden; eine Infektionskrankheit darf auf keinen Fall länger dauern als drei Tage, damit Leistung und Leistungsstreben nicht unnötigerweise gehemmt werden.

Suche nach der schnellen Hilfe

Immer mehr Ärzte und Patienten erkennen mittlerweile die Gefahren, die eine solche Entwicklung mit sich bringt. Beinahe jede Woche muß ein Medikament vom Markt genommen werden, weil die Nebenwirkungen gefährlich sind. Die »heimliche Sucht« allzu vieler Menschen als Folge von übermäßigem und dauerndem Medikamentenkonsum wird zum Alarmzeichen. Es beginnt oft ganz harmlos beim Schlafmittel und endet nicht selten bei der Droge, mit der eine Scheinwelt aufgebaut wird, weil die Realität mit Angst, Streß, Erschöpfung, mit Schmerzen und vergeblicher Suche nach der schnellen Hilfe nicht mehr zu ertragen ist.

Die Flucht aus der Realität

Natürlich gibt es auch den wirtschaftlichen Aspekt dieser Entwicklung in unserem Gesundheitswesen: Schon heute werden die weitaus meisten finanziellen Mittel, die von der Versichertengemeinschaft aufzubringen sind, für Krankenhausbehandlung, Medikamente und medizinische Hilfsmittel ausgegeben. Eine so geartete medizinische Hilfe aber wird stets zu spät kommen. Wir versuchen zwar, den rapide steigenden Kosten mit immer größerem Geld- und damit Beitragsaufwand nachzulaufen, es ist aber abzusehen, wann unser »soziales Netz reißt«, wann diese Aufwendungen nicht mehr zu finanzieren sind. Oder wir müssen in Kauf nehmen, daß die Leistungen radikal gekürzt werden; für wie viele Menschen das bedeutet, von möglicher medizinischer Versorgung ausgeschlossen zu sein, haben die bisherigen Gespräche über Kostendämpfung gezeigt. Gibt es zu dieser wenig erfreulichen Zukunftsperspektive eine Alternative? Ja, und zwar eine sehr vernünftige und zukunftsweisende, die sich wie folgt formulieren läßt:

So darf es nicht weitergehen

● Wir alle sollten uns wieder mehr verantwortlich fühlen für unsere Gesundheit und uns nicht länger blind auf die bequeme Absicherung durch den Staat verlassen; ist Gesundheit wirklich ein Grundrecht – oder hat Gesundheit doch eher mit Verantwortung, mit Eigenverantwortung und folglich mit Eigeninitiative zu tun?

● Die Medizin müßte ihren Schwerpunkt von der Behandlung und Nachbehandlung deutlich auf vorbeugende, gesunde Lebensgestaltung verlegen, und das in der ärztlichen Ausbildung, in der Verwendung der Mittel und in der gesundheitspolitischen Gesetzgebung.

● Wir sollten uns wieder auf die vorhandenen, nur vielfach vergessenen einfachen Mittel der Naturheilkunde besinnen, die, richtig gehandhabt, fast immer ohne schädigende Nebenwirkungen sind. Ihre Anwendung kostet uns bei weitem nicht so viel Geld wie die Vielzahl von Medikamenten, von denen wir einen großen Teil gar nicht bräuchten.

Diese Vorschläge in die Tat umzusetzen, ist nicht so schwierig, wie es sich zunächst darstellen mag bei der Vorstellung, einen so großen Apparat wie unser Gesundheitswesen in Bewegung bringen zu müssen. Die Lösung liegt in der konsequenten weiteren Erforschung, Entwicklung und Anwendung der seriösen Naturheilverfahren als Ergänzung zur »Schulmedizin«.

Naturheilverfahren kontra Schulmedizin?

Das Auf und Ab in der Geschichte der Medizin, vor allem aber viele Berichte unserer Medien vermitteln den Eindruck, als seien Gegensätze von Naturheilkunde und Schulmedizin vorhanden. Bisweilen wird eine Frontenbildung wohl auch bewußt hergestellt und künstlich aufrechterhalten – mit dem Ziel, aus dem Konflikt Profit zu schlagen. Allerlei obskure, geheimnisvolle und immer wieder neue Außenseitermethoden und Wundermittel werden angepriesen auf dem für uns alle lebenswichtigen Gebiet der Gesundheitspflege und der Heilkunst.

Liest man die farbigen Gazetten, die sich zunehmend mit Gesundheit befassen, mehr noch mit Leidensgeschichten, die höchst dramatisch dargestellt sind, so muß man den Eindruck gewinnen, als hätte es eine seriöse ärztliche Arbeit und eine medizinische Forschung niemals gegeben. In diesem Buch wird die Frage »Naturheilverfahren oder Schulmedizin?« nicht gestellt. Es gibt kein Entweder-Oder, es gibt nur eine Medizin – die Medizin, die hilft. Und zwar nach dem Prinzip der Wissenschaftlichkeit, mit der heilendes Handeln abgesichert und belegt sein muß, dem Prinzip der überprüfbaren Erfahrung in all jenen Fällen, in denen die Wirkungszusammenhänge noch nicht ursächlich erforscht sind – dies alles unter der selbstverständlichen Voraussetzung, mit der Therapie möglichst wenig Schaden (Nebenwirkungen) anzurichten. Es ist an der Zeit, die seriösen Naturheilverfahren abzugrenzen gegen solche (Außenseiter-)Methoden, die medizinwissenschaftlich weder fundiert noch bewiesen sind.

Seriöse Verfahren

Wissenswertes über die Kneippkur

Eine Kneippkur dauert, je nach ärztlicher Verordnung, drei, in der Regel aber vier, in Problemfällen auch fünf oder sechs Wochen, wie dies bei allen Kurverfahren üblich und notwendig ist. Die Kur ist von allen Kostenträgern der Sozial- und Krankenversicherung anerkannt; außerdem gibt es bei ärztlicher Bestätigung der Kurnotwendigkeit und bei Erfüllen der versicherungsrechtlichen Voraussetzungen auch jede Form der Unterstützung: Sie reicht von der Übernahme der Badearztkosten, der Kurmittel- und Kurtaxkosten und einem Tagegeldzuschuß bei Badekuren bis hin zum vollen Kostenersatz bei Sanatoriumskuren und Heilverfahren. Informieren Sie sich bitte bei Ihrem Arzt und den Fachberatern der Krankenkassen. Auch die Kneippverbände erteilen detaillierte Auskünfte (Adressen Seite 92).

Von allen Kostenträgern anerkannt

Wenn Sie Zuschüsse der Kasse in Anspruch nehmen wollen, ist es wichtig, daß Sie alle damit zusammenhängenden Fragen vor Antritt der Kur mit Ihrem Arzt (Hausarzt, Facharzt, Krankenhausarzt) klären und dann den entsprechenden Antrag, für den es Vordrucke gibt, bei Ihrer Kasse einreichen.

In der Rehabilitation nach schweren Krankheiten oder Unfällen leistet die Kneipp-Therapie wertvolle Unterstützung, in der Therapie chronischer Krankheiten weist sie hervorragende Heilerfolge auf, aber Domäne und Hauptanliegen der Kneippkur bleibt die Vorsorge, die Prävention: Lassen Sie es also möglichst nicht so weit kommen, daß Sie zur Kur »müssen«, planen Sie eine Kur rechtzeitig als idealen Gesundheitsurlaub ein – oder orientieren Sie sich in Ihrer Lebensweise an den Lehren des Priesterarztes Sebastian Kneipp.

Wertvoll in der Vor- und Nachsorge

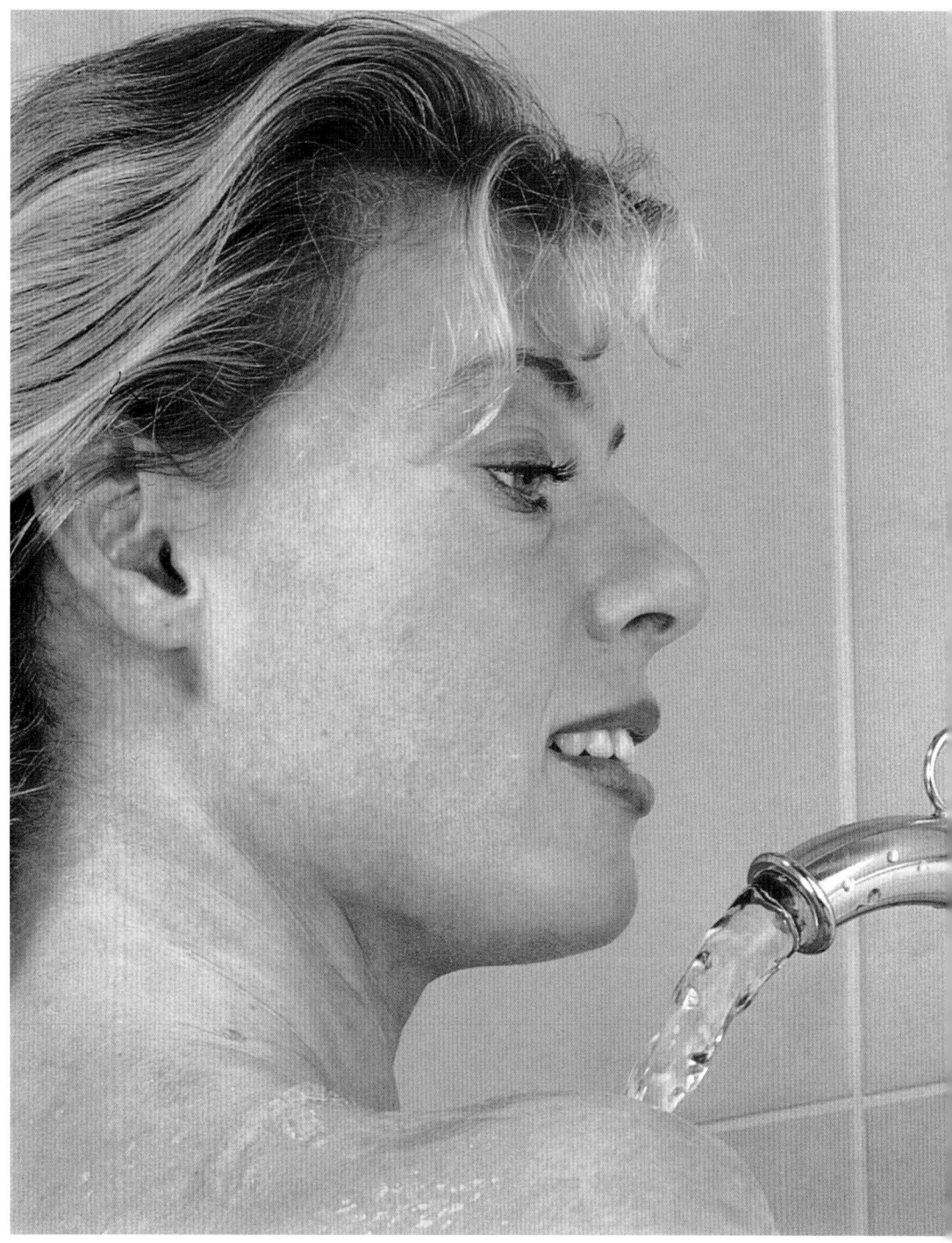

Kneippen – Wohlbefinden Tag für Tag

Die Kneippsche Lebensweise umfaßt immer alle fünf Wirkprinzipien, sie ist auf diesen »fünf Säulen« aufgebaut: Heilkraft des Wassers, Pflanzenheilkraft, ausgewogene und möglichst naturbelassene Ernährung, Bewegungstraining und Ordnungstherapie (Biorhythmik, Psychohygiene, Erziehung zur Gesundheit). Wenn Sie die aus der Kneipp-Forschung gewonnenen Erkenntnisse täglich nutzen, werden Sie belohnt mit Gesundheit, Ausgeglichenheit und mehr Lebensfreude.

Die heilsamen Reize des Wassers: Hydrotherapie

Von den über hundert Anwendungen, die in der Kneipp-Hydrotherapie praktiziert werden, sind in diesem Buch jene vorgestellt, die für das Kneippen im Alltag zur Steigerung der Leistungsfähigkeit, zur Behandlung von Befindlichkeitsstörungen und alltäglichen Beschwerden am besten geeignet sind. Am gründlichsten lernen Sie diese Anwendungen natürlich im Rahmen einer Kur kennen. Anwendungsmöglichkeiten und Reaktionen des Körpers sind jedoch in diesem Buch so genau beschrieben, die Anleitungen so verständlich, daß Sie sich auch alleine daranmachen können, diese Wasseranwendungen für Ihre Gesundheit täglich zu nutzen.

Wirkung auf den ganzen Menschen

Wohl-befinden durch Wärme-entwicklung
Ziel einer jeden Wasseranwendung ist Wohlbefinden, ist Wärmeentwicklung im Körper, die entsteht, weil die Haut und die dem behandelten Hautbereich zugeordneten Organe durch den Wasserreiz besser durchblutet werden. Das fein aufeinander abgestimmte Zusammenspiel von Organen und Organsystemen, von Gefäßen und Kreislauf, von Abwehr- und Selbstheilungskräften, das gesteuert wird vom Nervensystem, möchten wir etwas genauer erläutern. Nur so wird deutlich, wie wichtig es ist, dieses System zu trainieren, und wie stark der Trainingseffekt von Wasseranwendungen auf den gesamten Organismus sein kann.

Eine der Voraussetzungen dafür, daß unsere Organe reibungslos funktionieren, ist eine gleichbleibende Körperkerntemperatur von 37 °C. Diese Temperatur muß also stets erhalten bleiben, auch in wechselnden Situationen: wenn sich im Körperinneren durch Stoffwechselvorgänge oder körperliche Bewegung Wärme entwickelt oder wenn zum Ausgleichen der Außentemperatur Wärme vom Körper abgegeben wird. Es ist der Kreislauf, der dafür sorgt, daß es nicht zu größeren Schwankungen der Körperkerntemperatur kommt und damit zu Funktionsstörungen der Organe; außerdem

Aufgaben des Kreislaufs

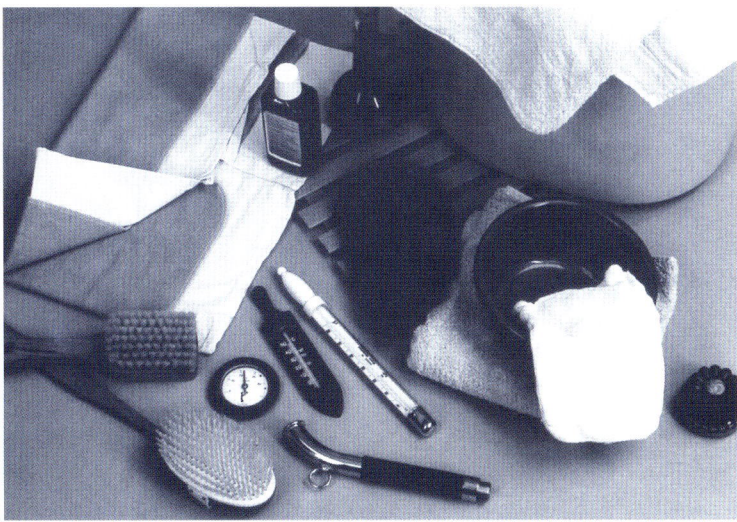

Im wahrsten Sinne des Wortes Anschaffungen »fürs Leben«: Bürste mit Stiel, Thermometer, durchblutungsfördernde Badezusätze und 2 Plastikeimer fürs Fußbad.

reguliert der Kreislauf die Wärmeverteilung im Körper und transportiert Sauerstoff, Nährstoffe und Hormone.

Wärmehaushalt und Organfunktionen

Die Haut, neben dem Darm unser größtes Organ, ist durchzogen von kleinen Blutgefäßen, den Haar- oder Kapillargefäßen. Gesteuert vom vegetativen Nervensystem, das dem Willen nicht unterworfen ist, kann sich die Durchblutung dieser kleinen Gefäße durch Eng- und durch Weitstellen sehr stark verändern. Sind die Haargefäße weitgestellt, also gut durchblutet, wird Körperwärme nach außen abgegeben; sind die Gefäße enggestellt, ist also die Wärmeabgabe reduziert, verbleibt die Wärme im Körper.

Gesteuert vom Vegetativum

Haut und Organe

Nervenleitungen verbinden Hautzonen mit Organen und Muskeln. Verändert sich die Durchblutung von Hautzonen, hat dies Auswirkungen auch auf die ihnen zugeordneten Organe; bessere Durchblutung von Hautbereichen hat ein besseres Funktionieren der zugeordneten Organe zur Folge, zum Beispiel von Gehirn und Herz durch warme Hände.

Abwehrsystem und Selbstheilungskräfte

Da unser Wärmehaushalt vom vegetativen Nervensystem gesteuert wird, wirkt sich die bessere Durchblutung von Hautbereich und zugeordneten Organen natürlich positiv auf das »Steuerungssystem Vegetativum« aus. Und das vegetative Nervensystem steuert auch **Schutz vor** unser Abwehrsystem (Immunsystem), das die Aufgabe hat, uns vor **Krankheiten** Krankheiten zu schützen und unsere Selbstheilungskräfte zu stärken und zu erhalten.

Das Abwehrsystem, das uns gesund erhält, hat ebenfalls mit der Haut, aber vor allem mit jenen Schleimhäuten zu tun, die den Nasen-Rachen-Raum und den Darm auskleiden. Über diese Schleimhäute nämlich gelangen Viren, Bakterien, Pilze in den Körper; sofort nach ihrem Eindringen werden diese Krankheitserreger von der »Gesundheitspolizei« unseres Körpers in Blut und Bindegewebe angegriffen und abgewehrt, also unschädlich gemacht. Eine Anregung des »Steuerungssystems Vegetativum« über die vermehrte Durchblutung von Haut und Schleimhäuten, von Organen und Organsystemen wirkt also auch aktivierend auf unser Abwehrsystem, auf unsere Selbstheilungskräfte.

Den Kreislauf in Schwung halten!

Wenn wir die Durchblutung der Haut mit Hilfe von Wasserreizen anregen, aktivieren wir unseren Kreislauf, das »Schwungrad«, das unsere Organfunktionen, den Wärmehaushalt, das Abwehrsystem und damit die Selbstheilungskräfte unseres Körpers »in Bewegung hält«, das dieses fein aufeinander abgestimmte Zusammenspiel unterstützt und stärkt.

Die heutige Lebensweise bietet unserem Kreislauf jedoch immer weniger Trainingsreize. Das Leben in geheizten und klimatisierten Räumen und unsere Kleidung schützen uns vor den wechselnden Einflüssen von Wetter und Jahreszeiten, die unseren Kreislauf trainieren könnten. Der Bewegungsmangel infolge sitzender Tätigkeit tut ein übriges, den Kreislauf träge werden, ihn erstarren zu lassen. Überernährung **Den »Teufels-** und/oder falsche Kost führen leicht zu Übergewicht, und auch das **kreis« durch-** macht den Kreislauf träge – ein Teufelskreis, den es zu durchbrechen **brechen** gilt. Denn all dies führt letztlich zu Störungen im Abwehrsystem, es führt zu gesundheitlichen Störungen, zu Krankheiten.

Wird unser Kreislauf dagegen ständig trainiert, zum Beispiel mit Hilfe von Wasserreizen, hat dies tiefgreifende Wirkung auf das Zusammenspiel aller gesundheitserhaltenden Systeme unseres Körpers: Bei Anwendungen mit kaltem Wasser ziehen sich die Haargefäße in der Haut zusammen, was bedeutet, daß sie einen erfrischenden Reiz auf das vegetative Nervensystem ausüben; warmes Wasser dagegen erweitert die Hautgefäße. Bei Wechselanwendungen mit warmem und kaltem Wasser, also einem ständig wechselnden Reiz, werden die Gefäße trainiert, sie werden elastisch, der Wärmehaushalt des Körpers wird reguliert, das Vegetativum stabiler und gegen Belastungen von außen unempfänglicher.

Gefäß-training

Da das vegetative Nervensystem als Steuerungszentrale über die Haut angesprochen wird, werden automatisch alle untergeordneten Funktionen aus dem körperlichen und dem geistig-seelischen Bereich harmonisiert: Herztätigkeit, Kreislauf, Atmung, Stoffwechsel, Schlaf- / Wachrhythmus, Verdauung und Drüsentätigkeit, Immunabwehr, seelisches Gleichgewicht und Stimmungslage. Ziel aller Anwendungen: Wohlbefinden, Wärmegefühl, angenehme Müdigkeit oder – bei Kaltanwendungen – eine wohltuende Erfrischung.

Wichtiges für die Praxis

Sind Sie gesund?

Voraussetzung für das Kneippen im Alltag: Ihr Organismus muß in normaler Weise belastbar sein, Sie sollten also keine Herz-Kreislauf- oder anderen Erkrankungen haben; sind Sie sich dessen nicht sicher, gehen Sie bitte zum Arzt. Worauf bei den einzelnen Anwendungen zu achten ist, ist dort jeweils erläutert.

Vor- und Nachbehandlung

● Die Raumtemperatur ist so zu wählen, daß eine Auskühlung Ihres Körpers ausgeschlossen ist – sie sollte mindestens 18 °C, besser noch 19 oder 20 °C betragen. Bei dieser Temperatur fühlen Sie sich behaglich.

● Angaben zur Wassertemperatur und Hinweise auf notwendige Vorbehandlung (Vorerwärmung) durch Körperbewegung, durch Warmwasserbehandlung oder körperliche Ruhe sollten Sie ebenfalls genau beachten.

● Bitte halten Sie sich auch an die Empfehlungen für Durchführung und Nachbehandlung: Anwendungen, die im Liegen durchgeführt werden, sind Wickel; Anwendungen, nach denen Sie ruhen müssen, sind Voll-, Halb-, Teilbäder, Wickel und Kopfdampf; Anwendungen, nach denen Sie ruhen können, sind Waschungen, Schenkelguß, Armguß und Armbad; Anwendungen, nach denen Sie sich auch bewegen können (achten Sie bitte auf die Erläuterungen), sind Trockenbürsten, Ganzwaschung, Armguß, Armbad.

Bitte genau beachten

Nehmen Sie sich Zeit!

● Machen Sie Wasseranwendungen nur, wenn Sie dafür und für die notwendige Nachruhe genügend Zeit haben. Während einer Anwendung sollten Sie gleichmäßig und ruhig durchatmen. Stören Sie sich während der Ruhepause bitte nicht selbst durch Fernsehen, Radiohören, Lesen.

Abschalten, entspannen

● Auf jeden Fall müssen Sie vor oder nach Mahlzeiten bei kleinen Anwendungen, zum Beispiel Wechselarmbad, Wechselfußbad, Wechselarmguß, eine Pause von mindestens 30 Minuten einhalten; bei größeren Anwendungen, zum Beispiel Bädern, eine Pause von 1 bis 2 Stunden. Das Blut befindet sich während des Verdauungsvorganges im Bereich der Bauchorgane, es wird dort zur Verarbeitung der Nahrung und zum Transport der Nahrungsbestandteile benötigt.
Bei einer Vollanwendung zum Beispiel verlagern sich bis zu 1,4 Liter Blut in die Gefäße der Haut; bei dieser »Konkurrenzsituation« kann es leicht zu einer drastischen Verlagerung des Blutes aus dem Gehirn und damit zum Kollaps kommen. Gewöhnen Sie Ihren Körper also vorsichtig an das Wasser – Vorsicht vor allem bei starken, für Ihren Körper ungewohnten Anwendungen!

Pause zwischen Mahlzeit und Anwendung

● Als Kneipp-Anfänger sollten Sie die Anwendungen auch nicht in nüchternem Zustand durchführen; während ein leichtes, vollwertiges Frühstück mit Kräutertee eine nachfolgende Anwendung nicht behindert, haben Kaffee, Tee und Nikotin so starke Wirkungen auf die Gefäße, daß diese auf den Wasserreiz nicht in der richtigen Weise reagieren können. Da Sie sehr schnell eine Leistungssteigerung und eine Stimmungsaufhellung durch Wasseranwendungen spüren, wird Ihnen der Verzicht auf künstliche Stimulanzien bald leichtfallen; zumindest wird es Ihnen möglich sein, sie »mit Maßen zu genießen«.

Ist Ihr Organismus bereit?

Wasserreize und Körpertemperatur

■ Alle Anwendungen können nur wirksam sein, wenn der Körper warm ist; prägen Sie sich bitte ein: Niemals eine kalte Anwendung auf die kalte Haut!

Niemals kaltes Wasser auf kalte Haut!

■ Wasserreize wirken um so stärker, je weiter sie von der Hauttemperatur nach oben oder unten entfernt sind. Kalt- und Kühlanwendungen liegen im Bereich von 8 bis 25 °C, Warm- und Heißanwendungen bei 36 bis 40 °C.
Temperaturen von 32 bis 35 °C empfinden Sie meist weder als warm noch als kalt, außerdem rufen sie keine Reaktion im Körper hervor; sie haben also keine Wirkung. Der durch körperliche Bewegung gut durchwärmte Körper ist die beste Voraussetzung dafür, daß eine kühle Anwendung, zum Beispiel ein Guß, seine Wirkung entfalten kann. Eine Wechselanwendung wird vor allem dann gewählt, wenn körperliche Bewegung vorher nicht möglich ist. Eine Warmanwendung, zum Beispiel ein warmes Bad, dient in erster Linie der Entspannung – wichtig ist jedoch auch hier eine anschließende Kaltabgießung, damit der Körper die zugeführte Wärme auch behält, das heißt, damit die Hautgefäße sich schließen.

Verstärkung der Wirkung

■ Eine Verstärkung der Wirkung, zum Beispiel bei einem Guß oder beim Wassertreten, können Sie erzielen, indem Sie sich nicht abtrocknen, sondern das Wasser nur mit den Händen abstreifen. Dadurch wird der Reiz des Wassers verstärkt (Verdunstungskälte), wodurch der Körper noch mehr zur Umleitung des Blutes angeregt wird. Ein kaltes Armbad entlastet auf diesem Wege den überhitzten Kopf, es regt gleichzeitig den Kreislauf an, Sie fühlen sich frisch und frei.

Die richtigen Zusätze wählen

Wenn Sie dem Wasser Zusätze beigeben, können Sie unterschiedliche Heilwirkungen erzielen. Die vor allem aus Pflanzenextrakten gewonnenen Essenzen werden über die Haut vom Körper aufgenommen, sie werden inhaliert und gelangen über die Schleimhäute in den Körper, oder sie entfalten ihre Wirkung direkt auf der Haut, zum Beispiel Molke oder Kleie.

● Mit einem warmen Vollbad, Dreiviertelbad oder Halbbad soll meistens eine beruhigende, das Vegetativum stabilisierende Wirkung erzielt werden; geeignete Zusätze sind deshalb Baldrian, Hopfen, Melisse.

● Teilbäder wie Arm- und Fußbad wirken vor allem positiv auf die periphere Durchblutung, also die Durchblutung von Armen und Beinen, sie regen den Kreislauf an und stabilisieren das vegetative Nervensystem, ohne das Herz zu belasten. Geeignete Zusätze bei diesen Anwendungen sind Rosmarin und Fichtennadeln.

»Für jedes Leiden gibt's ein Kraut«

● Bei Bronchitis, chronischer Bronchitis, auch bei Asthma ist Thymian zum Armbad als Zusatz geeignet, es entkrampft die Bronchien und verflüssigt das Sekret, das sich so leichter abhusten läßt.

● Bei abnützungsbedingten rheumatischen Erkrankungen, wenn sie nicht in einem akut entzündlichen Stadium sind, ist Wärmezufuhr besonders gut. Warme Bäder, Teilbäder, auch heiße Wickel, gegebenenfalls mit Zusätzen von Heublumen, fördern die Beweglichkeit und lindern den Schmerz.

Anwendungen mit Zusätzen

Bitte beachten Sie

Die Zusätze werden stets dem warmen Wasser zugegeben!
In kaltem Wasser sind sie nicht oder nur minimal wirksam.

● Entzündungen der Haut oder des Unterhautgewebes erfordern eine Kaltwasserbehandlung. Ist die Haut jedoch wirklich krank, darf sie nicht zu sehr strapaziert werden. Sie sollten dann eher Anwendungen mit 32 bis 35°C warmem Wasser machen. Geeignete Zusätze sind in diesen Fällen Weizenkleie und Molke. Die Haut wird beruhigt, der Juckreiz gedämpft, Entzündungen werden gehemmt, die Haut wird schonend gefettet und der Hautstoffwechsel stabilisiert.

Das brauchen Sie für die Wasseranwendungen

Im folgenden ist zusammengestellt, welche Hilfsmittel Sie für die in diesem Buch vorgestellten Wasseranwendungen brauchen. Vieles davon haben Sie sicherlich schon im Haushalt, einiges müßten Sie sich anschaffen – Bezugsquellen sind jeweils angegeben.

Was Sie wohl kaufen müssen:

● Kneipp-Gießschlauch, 1,5 m lang, 0,75 Zoll stark mit zusätzlicher Armatur oder Gießhandstück als auswechselbarer Duschaufsatz – Sanitärfachgeschäfte.
● Lattenrost aus Holz für Bade- oder Duschwanne – Fachhandel für medizinische Artikel.
● Bürste (mit langem Stiel), am besten aus nicht zu harter Naturfaser – Drogerien, Apotheken, Fachhandel für medizinische Artikel.
● Wasserthermometer – Apotheken.
● 2 Fußbadewannen aus Plastik (oder 2 große Eimer) – Haushaltswarengeschäfte.
● Tücher für den Wadenwickel: 2 Leintücher, 30 x 70 cm, 2 Baumwolltücher, 34 x 70 cm, 2 Wolltücher, 32 x 70 cm. Sie bekommen in Apotheken alle Tücher als »Kneipp-Wadenwickel«.
● Tücher für den Brustwickel: Leintuch, 40 x 190 cm, Baumwolltuch, 48 x 190 cm, Wolltuch, 44 x 190 cm. Sie bekommen in Apotheken alle Tücher als »Kneipp-Brustwickel«.

Hilfsmittel für Ihre Anwendungen

Was Sie sicher schon im Haus haben:

● Große Badehandtücher,
● Bade- oder Duschhaube,
● Bademtte, am besten aus Frottee (Unterlagen für die Füße),
● kleines Tischchen, Hocker, Schemel,
● Schüsseln oder Wannen, am besten aus Plastik,
● Wassertopf (Fassungsvermögen 2 bis 5 Liter) mit Deckel,
● Topfuntersatz aus Holz oder Kork,
● Holzrost, größer als der Durchmesser des Wassertopfes,
● Topflappen.

Falls Sie das eine oder andere nicht im Haushalt haben, können Sie es in Haushaltswarengeschäften oder Kaufhäusern bekommen.

Wechselarmguß

Mit dem Ziel der Kreislaufanregung und Erfrischung ist diese Anwendung für den Alltag besonders gut geeignet. Der Armguß verbessert die Durchblutung von Armen und Gehirn auf so angenehm spürbare Weise, daß Sie ihn bald aufputschenden koffeinhaltigen Mitteln wie Kaffee und Tee oder Kreislaufmedikamenten, die vor allem bei niedrigem Blutdruck gegeben werden, vorziehen werden.

Der Wechselarmguß ist nahezu überall durchzuführen, wo fließendes Wasser zur Verfügung steht.

Wann hilft er? Immer dann, wenn eine leichte Anregung erwünscht ist, beispielsweise nach der Mittagsruhe oder bei Erschöpfung, Abgeschlagenheit und Konzentrationsmangel – bei Zuständen also, die häufig vor allem durch einen niedrigen Blutdruck (Hypotonie) verursacht sind.

Nervöses Herzjagen kann, nach Rücksprache mit dem behandelnden Arzt, durch den kalten Armguß als Erstmaßnahme oft gestoppt werden.

Wann darf er nicht angewendet werden? Bei allen Zuständen, die mit Verkrampfung, Minderdurchblutung oder Organschäden im Oberkörperbereich verbunden sind wie Herzrhythmusstörungen und Erkrankungen an Herzmuskel oder Herzkranzgefäßen. Auch bei schweren arteriellen und venösen Durchblutungsstörungen, einschließlich der Gefährdung durch Thrombose, darf der Armguß nicht gemacht werden.

Bei Arteriosklerose, Arterienverkalkung oder Neigung zu Gefäßkrämpfen (Raynaud-Krankheit) darf ein Armguß nur nach Rücksprache mit dem Arzt oder temperiert durchgeführt werden.

Vor dem Wechselarmguß zu beachten:
Der Raum muß gut durchlüftet und warm sein (mindеstens 19°C). Sie dürfen weder frieren noch frösteln. Der Unterkörper muß warm bekleidet sein, um das Auskühlen des Körpers zu verhindern. Sie sollten einen sicheren Stand haben; Rutschgefahr beim Beugen über Bade- oder Duschwanne muß ausgeschlossen sein.

■ Richtige Reaktion:
Der Warmguß öffnet die kapillaren Gefäße (Haargefäße), dadurch wird die Haut besser durchblutet; eine zarte Rotfärbung tritt ein. Dieser Zustand, der häufig erst nach mehrmaliger Anwendung erreicht wird, ist das Ziel der Behandlung. Denn die Mehrdurchblutung wirkt reflektorisch auch auf Herz, Bronchien und Gehirn. Durch den Warmguß muß eine ausreichende Vorerwärmung gewährleistet sein; er wird so lange ausgeführt, bis der nachfolgende Kaltguß wegen seiner erfrischenden Wirkung als angenehm empfunden wird.

■ Falsche Reaktion – Abhilfe:
Sollten Gefäßkrämpfe, Schwindelgefühle, Herzenge oder Luftnot, weiße oder blaue Verfärbung der Hände oder der Arme auftreten, muß der Armguß sofort abgebrochen werden! Warm anziehen, hinlegen oder leichte gymnastische Übungen machen (Armkreisen).

Nach dem Wechselarmguß zu beachten:
Sie müssen sich wohler fühlen als vorher. Das Wasser

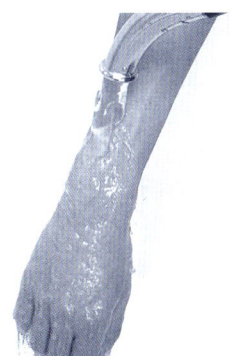 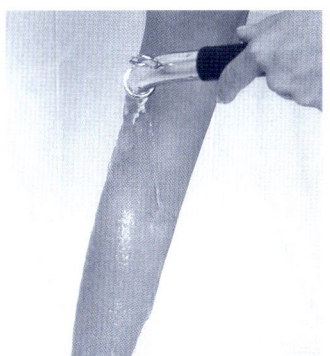 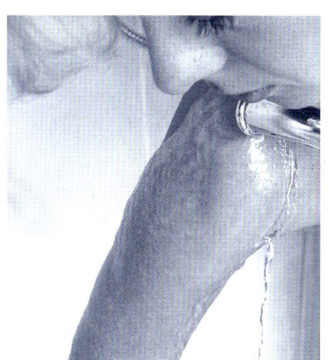

Beginnen Sie den kalten Guß immer an der herzfernen Körperseite.

Lassen Sie den Wasserstrahl langsam an der Arm-Außenseite zur Schulter wandern.

Verweilen Sie in Schulterhöhe bis die Haut warm ist. An der Arm-Innenseite langsam zurück.

wird abgestreift, es kann ruhig ein Wasserfilm auf der Haut bleiben, denn die Verdunstungskälte verstärkt den Reiz. Hemd oder Bluse können Sie sofort wieder anziehen. Machen Sie leichte gymnastische Übungen wie Armkreisen, lockeres Pendeln oder Schleudern der Arme bei entspannter Hals-Schulter-Partie; diese Maßnahmen unterstützen Mehrdurchblutung und Wiedererwärmung.

Variation kalter Armguß:

Die Haut muß warm sein! Vor allem im Sommer hat der Kaltguß eine belebende, erfrischende Wirkung auf den Kreislauf. Bei »heißem Kopf« wird das Blut in die

Arme umgelenkt, die Gedanken werden frei. Fördern Sie die Wiedererwärmung der Haut durch gymnastische Übungen. Der kalte Armguß wird in gleicher Weise durchgeführt wie der Wechselarmguß: erst rechts, dann links.

Die Anwendung

Der Wechselarmguß wird am besten über Bade- oder Duschwanne durchgeführt.

● Diese Hilfsmittel brauchen Sie:
Kneippschlauch oder Schlauch an Badewanne oder Dusche (Duschkopf abschrauben).

▶ So wird der Wechselarmguß gemacht:
Beginn mit dem Warmguß (Temperatur 36 bis 38°C) am rechten Arm. Den Schlauch über den Handrücken an der Außenseite von Unter- und Oberarm bis zur Schulter führen; dort kurz verweilen, bis eine gute Durchwärmung eintritt, danach an der empfindlicheren Arminnenseite abwärts führen bis zum Handgelenk. Anschließend den Warmguß in gleicher Weise am linken Arm durchführen. Den Kaltguß (Wasser höchstens 18°C) führen Sie in der beschriebenen Weise aus – erst rechts, dann links. Einem zweiten Warmguß an beiden Armen folgt als Abschluß der zweite Kaltguß an beiden Armen.

Wechselarmbad

Anwendungen im Bereich der Arme regen die Organe im Oberkörperbereich an, vor allem das Herz und dadurch den Kreislauf, außerdem fördern sie die Durchblutung des Gehirns.

Wann hilft es? Bei Durchblutungsstörungen der Arme (kalte Hände), vor allem in Verbindung mit niedrigem Blutdruck, bei Kreislaufstörungen, Erschöpfung, Abgeschlagenheit und leichteren gefäßbedingten Kopfschmerzen (Sauerstoffmangel des Gehirns).
Auch Erkrankungen der Haut (Ekzeme, Schrunden) und Wachstumsstörungen der Fingernägel, bei denen meist die Verbesserung der Durchblutung und somit der Ernährung im Nagelfalzbereich Heilung bringt, sind mit Armbädern günstig zu beeinflussen (bitte Rücksprache mit dem Arzt).

Wann darf es nicht angewendet werden? Bei Neigung zu Gefäßkrämpfen, organischen Herzerkrankungen mit Herzenge (Angina pectoris), bei Kälte- und Wärmeallergien, bei Erkrankungen des Lymphsystems oder Lymphödemen.

Vor dem Wechselarmbad zu beachten:
Legen Sie die Hilfsmittel (Seite 31) und den gewünschten Zusatz bereit. Das Badezimmer muß gut gelüftet und warm sein (mindestens 19 °C). Ober- und Unterkörper sind warm bekleidet.
Bitte beachten Sie: bequeme Sitzhöhe und Sitzhaltung!

■ Richtige Reaktion: Wärmegefühl und Wohlbefinden während und nach der Anwendung. Die Bronchien entkrampfen sich, vor allem, wenn dem warmen Wasser Thymian-Zusatz beigegeben ist, dessen Dämpfe inhaliert werden. Mit der besseren Durchblutung des Kopfes und der Ableitung der Blutfülle stellen sich nach der Anwendung ein befreites Gefühl im Kopf und Klarheit der Gedanken ein.

■ Falsche Reaktion – Abhilfe: Durch eine bequeme Sitzhaltung vermeiden Sie, daß im Bereich der Beine oder der Oberarme Blutgefäße oder Nerven abgeklemmt oder zusammengedrückt werden; Mißempfindungen wie Kribbeln oder ein Stauungsgefühl würden dies anzeigen. Treten Herzstolpern oder Herzengegefühl (Angina pectoris), Schwindelgefühl oder Schwarzwerden vor den Augen auf, muß die Anwendung sofort abgebrochen werden! Hinlegen, gut zudecken, ruhig durchatmen.

Nach dem Wechselarmbad zu beachten:
Das Wasser wird nur abgestreift, die Wirkung des Armbades wird durch die eintretende Verdunstung des Wassers auf der Haut verstärkt.

Was Sie noch wissen sollten: Für gesunde Menschen ist das Wechselarmbad eine so angenehme Kreislaufanregung, daß es auch häufiger am Tag ausgeführt werden kann. Im Winter überwiegt der Warmanteil, ebenso bei Kältegefühl und Durchblutungsstörungen der Hände (kalte Finger), im Sommer bei warmer Außentemperatur kann der Kalt- beziehungsweise Kühlanteil der Anwendung überwiegen. Achten Sie auf gute Wiedererwärmung.

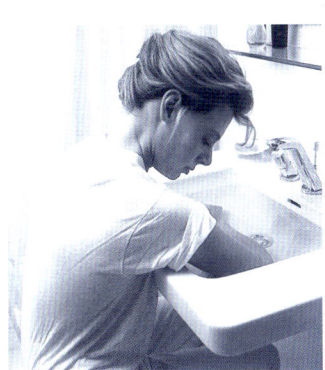

Beim Wechselarmbad soll das
Wasser etwa bis zur Mitte der
Oberarme reichen.

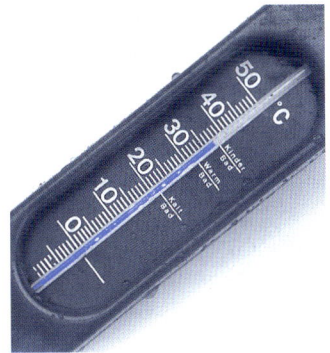

Die Temperatur des warmen
Wassers kann zwischen 36 °C
und 38 °C betragen.

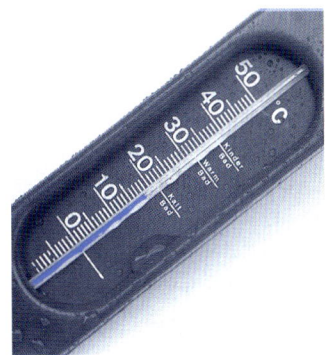

Sie können das kalte Armbad
(18 °C) auch im Stehen machen.

Variationen kaltes Arm-
bad und warmes Armbad

Das kalte Armbad, das nicht
so intensiv wirkt wie der
Armguß (Seite 29), vertreibt
schnell Müdigkeit, Abge-
spanntheit, körperliche und
geistige Erschöpfung. Herz
und überreiztes vegetatives
Nervensystem beruhigen
sich. Die nach Kaffee und
anderen anregenden, vor allem koffeinhaltigen Substanzen häufig eintretende reak-
tive Verstärkung des Müdig-
keitsgefühls (insbesondere
bei niedrigem Blutdruck)
tritt bei dieser natürlichen
Art der Anregung nicht auf.
Das warme Armbad regt
örtlich den Stoffwechsel an
und verbessert die Beweg-
lichkeit der Hände, vor

allem bei degenerativen Erkrankungen, den Arthrosen,
die oft verbunden sind mit
schmerzhaften Bewegungs-
einschränkungen und Rheu-
maknoten (Heberden-, Bou-
chard-Arthrose). Bei Bronchitis und asthmatischen Er-
krankungen hilft ein Thy-
mian-Zusatz im warmen
Armbad, den Hustenreiz zu
dämpfen und den Auswurf
zu fördern.

Die Anwendung

Das Wechselarmbad wird im
Badezimmer durchgeführt.

● Diese Hilfsmittel brauchen
Sie:
Waschbecken, Tischchen mit
Schüssel oder Wanne für den
Kaltanteil (ideal: Doppel-

waschbecken), Hocker oder
Stuhl, Wasserthermometer,
Unterlage für die Füße.

▶ So wird das Wechselarm-
bad gemacht:
Waschbecken mit warmem
Wasser (36 bis 38 °C) füllen,
Zusatz beigeben, das zweite
Gefäß mit kaltem Wasser
(höchstens 18 °C) füllen; Wasserhöhe bis Oberarm-Mitte.
Beide Arme etwa 5 Minuten
ins warme Wasser legen,
Hände leicht bewegen,
Schulter- und Nackenmusku-
latur sind dabei möglichst
entspannt. Dann beide
Arme etwa 10 Sekunden
(oder bis ein Kältegefühl eintritt) ins kalte Wasser legen.
Den Vorgang wiederholen:
warm 5 Minuten, kalt etwa
10 Sekunden.

Wechselfußbad

Nicht nur zur Behandlung von Krankheiten, sondern auch, weil es angenehm ist, hat das Wechselfußbad einen hohen Stellenwert in der Kneipp-Therapie. Es reguliert den Wärmehaushalt im Körper, trainiert die Haargefäße, fördert die Durchblutung der Haut – auch an anderen Körperteilen –, es stabilisiert den Kreislauf, wirkt beruhigend und ist nicht zuletzt bewährt als Hausmittel bei beginnenden Erkältungskrankheiten und chronischen Infekten, vor allem im Nasen-Rachen-Raum und im Bereich der Nasennebenhöhlen. Das warme Wasser erweitert die Gefäße und verbessert so Durchblutung und Stoffwechsel, während das kalte Wasser die Wiedererwärmung fördert und den Körper zur Wärmebildung und der damit verbundenen Mehrdurchblutung anregt. Die günstigsten Zeiten für die Anwendung sind der frühe Nachmittag und der Abend (als Einschlafhilfe vor dem Zubettgehen).

Wann hilft es? Bei chronisch kalten Füßen, Kreislaufregulationsstörungen, vor allem in Verbindung mit niedrigem Blutdruck, bei chronischen Erkältungskrankheiten, Infektanfälligkeit mit wiederholt auftretenden Erkrankungen der Nasennebenhöhlen, bei Kopfschmerzen mit Blutandrang zum Kopf und bei Einschlafstörungen mit kalten Füßen. Sind kalte Füße verbunden mit Beinvenenleiden (Krampfadern), darf das warme Wasser nur bis in Knöchelhöhe reichen (das kalte Wasser – wie sonst auch – bis knapp unters Knie).

Wann darf es nicht angewendet werden? Bei Neigung zu Gefäßkrämpfen, schweren arteriellen Durchblutungsstörungen, Nervenentzündungen, Venenentzündungen. Bei Beinvenenleiden ist Rücksprache mit dem Arzt unerläßlich!

Vor dem Wechselfußbad zu beachten:
Das Badezimmer sollte gut gelüftet und warm sein (mindestens 18 °C). Der Oberkörper ist warm bekleidet. Zusatz bereitstellen.

■ Richtige Reaktion: Wohlbefinden und Wärmegefühl während und nach der Anwendung. Auf die für Sie richtige Wassertemperatur achten!

■ Falsche Reaktion – Abhilfe: Bei Schwarzwerden vor den Augen, Kreislaufstörungen mit Schwindel, Kältezittern oder Muskelkrämpfen muß die Anwendung sofort abgebrochen werden! Hinlegen, tief durchatmen, gegebenenfalls Wärmflasche an die Füße legen, bis die Beschwerden abgeklungen sind.

Nach dem Wechselfußbad zu beachten:
Das Wasser wird von Beinen und Füßen nur abgestreift, allein die Fußsohlen werden abgetrocknet; die Füße dürfen nicht mit dem kalten Boden in Berührung kommen (Gefahr des Auskühlens), Baumwollstrümpfe anziehen. Danach hinlegen und die wohltuende Reaktion – ein strömendes Wärmegefühl im ganzen Körper – genießen. Das vegetative Nervensystem beruhigt sich, der Kopf wird frei, abends schlafen Sie besser und schneller ein. Als Kreislauftraining, mittags angewendet, können Sie – wenn Sie sich nicht zu angestrengt und

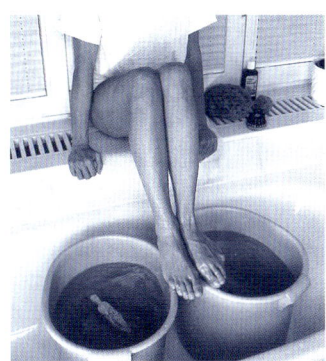

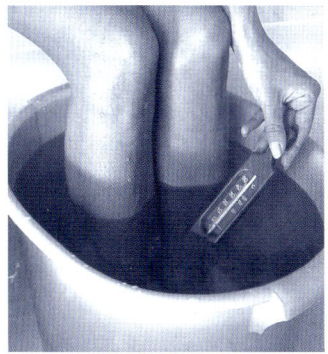

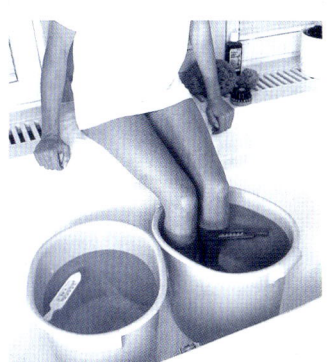

Füllen Sie ein Gefäß bis knapp unters Knie mit warmem und das andere mit kaltem Wasser.

Der Unterschied zwischen kaltem und warmem Wasser sollte etwa 20°C sein.

Je entspannter Sie sitzen, desto besser werden die Bein-Venen durchblutet.

müde fühlen – laufen oder radfahren.

Variationen kaltes Fußbad und warmes Fußbad

Das kalte Fußbad können Sie anwenden bei Überhitzungszuständen, Einschlafstörungen, Krampfaderleiden oder nach körperlicher Bewegung. Es hilft auch nach langen Fußmärschen mit Überanstrengung der Beine und als Sofortmaßnahme bei Zerrungen oder Prellungen im Knöchelbereich. Sehr wichtig ist die Wiedererwärmung der Füße.
Beim warmen Fußbad steht die durchblutungsfördernde und entspannende Wirkung auf die Unterleibsorgane im Vordergrund. Es wirkt wohl-

tuend und heilend bei Infekten im Nieren-Blasen-Bereich – in jedem Fall jedoch: Rücksprache mit dem Arzt!

Die Anwendung

Das Wechselfußbad wird am besten im Badezimmer durchgeführt, die Gefäße in Bade- oder Duschwanne stellen.

● Diese Hilfsmittel brauchen Sie:
2 Fußbadewannen (oder Eimer), Hocker oder Stuhl, Handtuch, Unterlage für die Füße, Zusatz.

▶ So wird das Wechselfußbad gemacht:
Die beiden Gefäße so vor Hocker oder Stuhl stellen, daß sie durch leichtes Dre-

hen des Körpers im Sitzen bequem zu erreichen sind. Gefäße mit kaltem (unter 18°C) und warmem (36 bis 38°C) Wasser füllen (Duschschlauch). Zusatz ins warme Wasser.
Bequem hinsetzen, beide Beine etwa 5 Minuten ins warme Wasser stellen, bis sie angenehm warm sind, anschließend 10 bis 15 Sekunden ins kalte Wasser tauchen.
Den Vorgang wiederholen: warm 5 Minuten, kalt 10 bis 15 Sekunden.
Das Wasser abstreifen, Fußsohlen abtrocknen, Strümpfe anziehen, hinlegen oder bewegen.

Trockenbürsten

Eine trockene Kneipp-Anwendung hat einen zwar weitaus milderen Effekt als eine Wasseranwendung, sie wirkt aber ebenfalls über den Hautreiz auf den ganzen Körper ein. Durch die Mehrdurchblutung nach dem Trockenbürsten wird der Stoffwechsel der Haut angeregt, das Blut wird »verlagert« in das große Organ Haut, wodurch Herz und Kreislauf entlastet werden. Das vegetative Nervensystem stabilisiert sich, Müdigkeit wird vertrieben (Morgenanwendung).

Wann hilft es? Bei morgendlicher Müdigkeit und Anlaufschwierigkeiten, vor allem bei niedrigem Blutdruck. Erhöhter Blutdruck wird leicht gesenkt. Durch das Bürsten wird die Haut tiefgreifend gereinigt, sie regeneriert sich. Vegetative Unausgeglichenheit ist durch diese einfache Maßnahme ebenfalls günstig zu beeinflussen.

Wann darf es nicht angewendet werden? Wenn ein eher beruhigender Effekt erwünscht ist, weil es sich hier um eine leicht anregende

Methode handelt. Bei Störungen im Stoffwechsel der Haut (beispielsweise Schuppenflechte, Psoriasis), bei Hautentzündungen oder -verletzungen und bei Krampfadern darf das betroffene Gebiet natürlich nicht weiter gereizt werden.

Vor dem Trockenbürsten zu beachten:
Sie dürfen nicht frieren oder sich in überhitztem Zustand befinden. Leichte Müdigkeit, wie sie morgens nach dem Aufstehen oft besteht, verliert sich schnell durch die Anregung von Haut und Wachheitsnerven. Das Zimmer vor der Anwendung kurz lüften.

■ Richtige Reaktion:
Sie müssen sich während und nach der Anwendung wohlfühlen. Die Haut wird geringfügig erwärmt; als Reaktion darauf kann eine leichte Rötung auftreten.

■ Falsche Reaktion – Abhilfe:
Viele Menschen reagieren auf Berührung der Haut übermäßig stark mit Hautquaddeln oder flächenhaften Rötungen und Erhebungen, wie sie bei der Allergie auftreten. Bei dieser Reaktion:

Anwendung abbrechen! Statt dessen eine Ganzwaschung (Seite 40) durchführen. Zwei Dinge sind aber wichtig: Sprechen Sie mit Ihrem Arzt – eine zugrundeliegende Störung muß beseitigt werden; und probieren Sie aus, ob Sie Ihre Haut mit Hilfe einer weicheren Bürste oder eines Frotteehandtuchs langsam an die richtige Reaktion gewöhnen können. Auch starke Erregung oder Nervosität sind unerwünschte Reaktionen. In diesen Fällen beschränken Sie das Trockenbürsten auf den Unterkörper; dann sind Reaktionen dieser Art kaum zu befürchten.

Nach dem Trockenbürsten zu beachten:
Je nach Hautbeschaffenheit können Sie nachbehandeln mit einer Fettcreme oder Lotion. Gymnastische Übungen oder Atemübungen vor dem geöffneten Fenster sind zu empfehlen.

▶ Sinnvolle Anwendungen nach dem Trockenbürsten: Eine Abreibung des Körpers mit kaltem Wasser (Seite 40), für ganz Mutige eine Schneeabreibung oder – nach einer Pause von etwa 15 Minuten – eine Wechseldusche. Danach

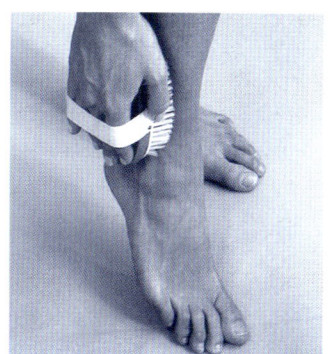

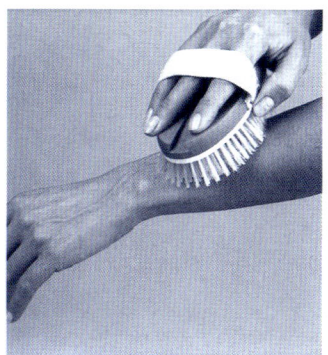

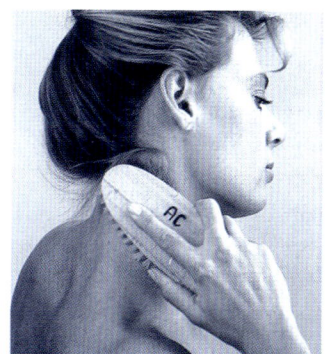

Beginnen Sie mit dem Trocken-bürsten außen am rechten Fuß; gehen Sie hoch bis zur Hüfte.

Verstärken Sie den Druck zum Herzen hin, bürsten Sie in klei-nen Kreisen.

Als sehr beruhigend bei Streß hat sich das Ausstreichen des Nackens erwiesen.

unbedingt auf gute Wieder-erwärmung der Haut achten – warm anziehen und bewegen.

Variationen Trocken-bürsten einzelner Körper-teile

Wenn Sie das Bürsten des ge-samten Körpers als unange-nehm oder zu belastend empfinden, sollten Sie nur einzelne Körperteile behan-deln. Wirkung und Vorge-hensweise sind dieselben. Bei Bettlägerigen regt oft das Bürsten der Extremitäten die Kreislauffunktion an. Auch Teilbürstungen nur des Ober-körpers oder nur des Unter-körpers sind möglich, wobei Anwendungen im Unterkör-perbereich eher beruhi-gende, im Oberkörperbe-

reich eher anregende Wir-kung auf Befindlichkeit und Kreislaufsystem haben.

Die Anwendung

Das Trockenbürsten wird, wenn Sie zu Frösteln und Frieren neigen, in einem gut gelüfteten warmen Raum durchgeführt, bei »Wärme-überschuß« vor dem geöffne-ten Fenster.

• Diese Hilfsmittel brauchen Sie:
Eine Bürste, am besten aus nicht zu harter Naturfaser (Apotheke, Drogerie, Reform-haus). Hautempfindliche Menschen sollten eine wei-chere Bürste oder ein feste-res (nicht weichgespültes) Frotteehandtuch benutzen.

So wird das Trockenbür-sten gemacht:
Bürsten Sie an den Extremi-täten in Längsrichtung, am Körper kreisförmig, herz-wärts mit verstärktem Druck – rechts beginnend – erst die Außenseiten der Füße, der Unter- und Oberschenkel, danach die Innenseiten. An-schließend das Gesäß. Da-nach – rechts beginnend – erst die Außenseiten der Arme, von den Handgelen-ken bis hoch zu den Schul-tern, danach die Innensei-ten. Dann – kreisförmig im Uhrzeigersinn – Brust, Bauch und Rücken.

Kalt-Abgießung nach Warmanwendung

Die durch ein Bad oder die Sauna zugeführte Wärme mit ihrer entspannenden, stoffwechselsteigernden und heilenden Wirkung soll dem Körper erhalten bleiben. Die erweiterten Kapillargefäße der Haut haben beim Bad die Temperatur des warmen Wassers, bei der Sauna jene der Luft teilweise übernommen; durch die nachfolgende Kalt- oder Kühlanwendung (so kühl wie möglich) ziehen sich die Gefäße zusammen – das Blut wandert wieder ins Körperinnere. Die Hautgefäße werden durch den Wechsel zwischen warmer Anwendung und kalter Abgießung elastisch, sie »lernen«, sich im Bedarfsfall schnell zu erweitern oder schnell zusammenzuziehen. Diese Elastizität bewährt sich auch bei Einflüssen, die ungewollt und nicht steuerbar sind, zum Beispiel den Einflüssen durch Wind, Kälte, Zugluft.

Wann hilft sie? Bei der Steigerung unserer körpereigenen Abwehr gegen Erkältungskrankheiten, der Abhärtung.

Außerdem hilft sie, die vorangegangene Warmanwendung besser zu vertragen, das heißt, Sie ermüden nicht so stark.

Wann darf sie nicht angewendet werden? Bei Verspannung der Wirbelsäule, bei Reizung des Ischiasnervs, bei Nieren- und Blaseninfekten. In diesen Fällen können Sie temperiertes Wasser (19 bis 22 °C) wählen nach der Regel: So kühl wie möglich, so warm wie nötig!

Vor der Kalt-Abgießung zu beachten:
Dem Körper muß durch die vorangegangene Anwendung genügend Wärme zugeführt worden sein; Sie müssen sich also wohlig warm fühlen. Auch die Kalt-Abgießung niemals auf einen kalten Körperteil oder die kalte Haut! Vor allem auf kälteempfindlichere Stellen, zum Beispiel Nacken und Rükken, darf kaltes Wasser ohne vorherige Warmanwendung nicht kommen. Dies heißt jedoch nicht, daß Sie die kleine Überwindung, die eine kalte Abgießung am Anfang erfordert, nicht auf sich nehmen sollten. Sie fühlen sich danach wohl, nicht zu

letzt, weil Sie sich überwunden haben.
Das Badezimmer muß warm sein – Raumtemperatur mindestens 19 °C.

■ Richtige Reaktion:
Die durch eine Warmanwendung entstandene Müdigkeit wird vertrieben, Sie fühlen sich erfrischt, die positive Reaktion wird somit angebahnt. Die Hautgefäße ziehen sich etwas zusammen – die leichte Rötung der Haut, die nach der Warmanwendung entstanden ist, verschwindet.

■ Falsche Reaktion – Abhilfe:
Sollten Sie sich nach der kalten Abgießung nicht wohl fühlen, so war entweder die Vorerwärmung nicht ausreichend oder das Badezimmer zu kühl. Neigen Sie zu Frieren oder Frösteln (kalte Füße, kalte Hände, häufig bei niedrigem Blutdruck), sollten Sie sich mit einer Wärmflasche ins Bett legen, um auf jeden Fall die so wichtige Wiedererwärmung zu erreichen.

Nach der Kalt-Abgießung zu beachten:
So schnell wie möglich abtrocknen, Bademantel über-

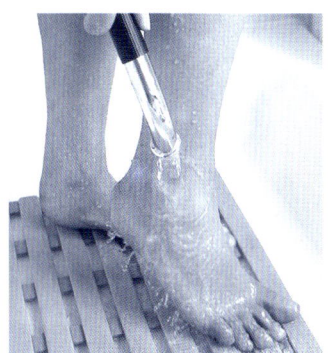

Beginnen Sie die Kalt-Wasser-Anwendung stets – herzfern – am rechten Außenknöchel.

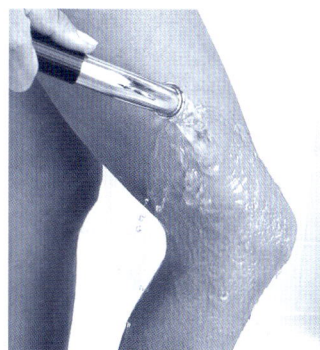

Führen Sie den Schlauch langsam an der Beinaußenseite bis in Hüfthöhe.

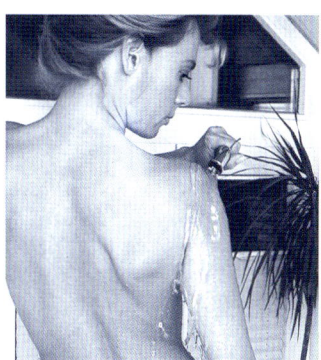

Erst die Arme bis zur Schulter, dann, rechts beginnend, den Leib abgießen.

ziehen und liegend ruhen, im (gegebenenfalls vorgewärmten) Bett – für mindestens 20 Minuten, besser noch 45 Minuten. Während dieser Zeit muß der Körper die anstrengende Voranwendung (zum Beispiel das Baden) und den nachfolgenden Kühlreiz verarbeiten, er muß sich vor allem im vegetativen Bereich wieder zwischen Wärme (Ruhenerv-Anteil) und Kälte (Streßreiz, Leistungsnerv-Reiz) einregulieren; Sie müssen sich wohlfühlen. Stören Sie sich nicht selbst durch Radiohören, Fernsehen, aufregende Lektüre. Sie sollten die Anwendung auf sich wirken lassen, an etwas Angenehmes denken oder begleitend eine Atemübung oder autogenes

Training durchführen. Eine schöne Ferienerinnerung zum Beispiel ist jetzt eine willkommene Vorstellung.

Die Anwendung

Die Kalt-Abgießung wird in Badewanne oder Duschkabine durchgeführt.

● Diese Hilfsmittel brauchen Sie:
Kneipp-Schlauch oder den Duschschlauch (Duschkopf abschrauben), Lattenrost für Bade- oder Duschwanne, eventuell Badehaube.

▶ So wird die Kalt-Abgießung gemacht:
Erst das rechte, dann das linke Bein jeweils bis zur Hüfte so kalt wie möglich ab-

gießen, danach den rechten und den linken Arm, jeweils bis zur Schulter – immer erst die Außen-, dann die Innenseite. Danach den Leib im Uhrzeigersinn abgießen. Den Schlauch über die rechte Oberkörperseite zur rechten Schulter hochführen – ein Drittel des Wassers fließt nach hinten über den Rücken ab, zwei Drittel nach vorne über Brust und Leib –, dann den Schlauch über die linke Oberkörperseite zur linken Schulter hochführen; Wasserablauf wie rechts. Abschließend das Gesicht abgießen.

Wassertreten

Dies ist eine der bekanntesten Kneippschen Anwendungen, weil sie nahezu alle von Kneipp geforderten Voraussetzungen und Bedingungen einer Wasseranwendung erfüllt:
Die Durchblutung der Haargefäße wird gefördert, der Wärmehaushalt reguliert, das vegetative Nervensystem (Seite 21) beruhigt, überdies wird im Sinne der Abhärtung einer Infektanfälligkeit vorgebeugt. Venen werden durch das kalte Wasser tonisiert, dadurch schließen die Venenklappen besser – die Blutzirkulation in den Venen wird angeregt. Durch das Eintauchen der Beine in kaltes Wasser und das Wiederherausnehmen wird ein rhythmischer Kalt-Warm-Reiz erzeugt, außerdem umhüllt das Wasser das gesamte behandelte Gebiet. Weil diese Anwendung an den Wassertretanlagen meist während eines Spazierganges ausgeführt wird, sind Beine und Muskeln gut durchblutet und warm.

Wann hilft es? Bei vegetativen Störungen, die sich äußern in Beschwerden wie Wetterfühligkeit, Benommenheit, Erregungszuständen und Erschöpfung (Streß). Durchblutungsstörungen leichterer Art, verbunden mit kalten Füßen, werden günstig beeinflußt, wenn durch Bewegung vor- und nachher die Beine warm sind beziehungsweise wiedererwärmt werden. Am Abend hilft das Wassertreten als häusliche Anwendung vorzüglich bei Schlafstörungen und Überhitzungszuständen im Kopfbereich, weil es das Blut in die Beine ableitet. Gefäßbedingte Kopfschmerzen bessern sich. Wassertreten ist eine Vorsorgemaßnahme gegen Erkältungskrankheiten. Blutdrucksituation und Durchblutung werden verbessert, das vegetative System harmonisiert.

Wann darf es nicht angewendet werden? Bei kalter Haut an Füßen oder Beinen, bei Kältegefühl oder gar Frieren, bei Reizzuständen der Beinnerven, vor allem bei Ischiasnervenschmerz. Auch bei Krankheiten oder Infekten an Blase und Nieren und während der Menstruation darf diese Anwendung nicht gemacht werden.

Vor dem Wassertreten zu beachten:
Füße und Beine müssen warm sein! Ausreichende Vorerwärmung – durch Treppensteigen, Fahrradfahren oder Wandern, zu Hause auch durch Fußkreisen oder Kniebeugen – ist wichtig für eine optimale Wirkung.

■ Richtige Reaktion:
Eine Durchblutungsförderung mit Wärmegefühl in den Beinen ist auch hier das Ziel der Anwendung. Meist ist die Durchblutungsverbesserung in Beinen oder Armen verbunden mit dem Gefühl, als würde der Kopf frei.

■ Falsche Reaktion – Abhilfe:
Besonders groß ist die Gefahr der Auskühlung, die sich in Kältezittern, schneidendem Gefühl in den Beinen, Blaufärbung der Haut zeigt. Bei diesen Fehlreaktionen die Anwendung sofort abbrechen! Warm anziehen, bewegen oder mit einer Wärmflasche ins Bett.

Nach dem Wassertreten zu beachten:
Gleichgültig, wie Sie es machen – die Beine müssen sich nach der Anwendung rasch wieder erwärmen! Am besten

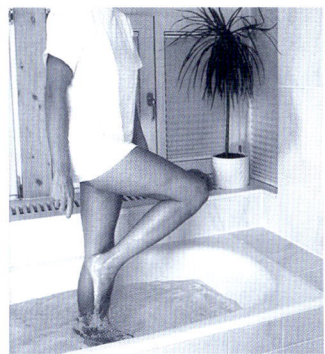

*Das Wasser in der Wanne soll
bis knapp unter Ihre Knie reichen.*

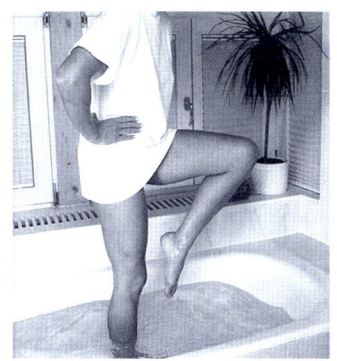

*»Marschieren« Sie kräftig auf
und ab – aber nur solange Sie
nicht frösteln.*

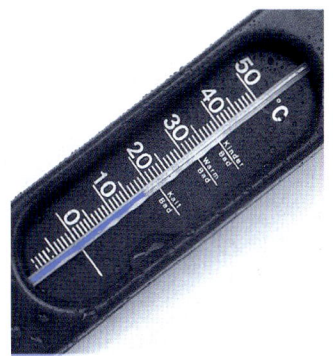

*Kneippen ist kein Härtetest –
hier kann das Wasser bis zu
18° C warm sein.*

durch Bewegung. Führen Sie
die Anwendung abends aus,
um besser schlafen zu können, sollten Sie die Beine in
eine Decke warm einpacken.
Führen Sie das Wassertreten
während eines Spazierganges
durch, streifen Sie das Wasser
nur ab, ziehen Strümpfe und
Schuhe wieder an und laufen
weiter.

Bitte beachten Sie

Falsch ist es, nach dem
Wassertreten zum Bei-
spiel ein kaltes Armbad,
wie es sich an den
Kneippanlagen anbietet,
durchzuführen, da sich
die Anwendungen
gegenseitig stören bezie-
hungsweise aufheben.

Variationen des Wasser-
tretens

Sie beziehen sich vor allem
auf Art und Ort der Ausfüh-
rung – entweder in der Badewanne zu Hause oder in einer Wassertretanlage am Kurort. Ihr »Gesundheitszen-
trum« finden Sie überall, beispielsweise an warmen Som-
mertagen in kleinen Brun-
nen in der Stadt und so man-
chem Bachlauf in Feld und
Wald.

Die Anwendung

Das Wassertreten wird in
Bade- oder Duschwanne
durchgeführt, auch ein
Eimer oder die Fußbade-
wanne kann dazu benutzt
werden.

● Diese Hilfsmittel brauchen
Sie:
Badewanne, Eimer oder Fuß-
badewanne.

▶ So wird das Wasser-
treten durchgeführt:
Die Wanne mit kaltem Was-
ser füllen, Wassertemperatur
von 8 bis etwa 18 °C, Wasserhöhe bis knapp unters Knie.
Benützen Sie Eimer oder Fuß-
badewanne (Wasserhöhe
auch hier bis knapp unters
Knie), dann setzen Sie sich
am besten vor das Gefäß auf
einen Stuhl und heben die
Beine abwechselnd aus dem
Wasser. Anwendung been-
den, sobald ein Kältegefühl
auftritt.

Ganzwaschung

Auch bei dieser Anwendung wird auf die Haut ein milder Reiz ausgeübt, der den Körper zur Wärmebildung veranlaßt. Diese Reaktion steuert das vegetative Nervensystem, das sich gleichzeitig harmonisiert. Kreislauf und Stoffwechsel werden angeregt, das Herz wird entlastet; mittelfristig tritt sogar eine deutliche Abwehrsteigerung Erkältungen und Infektionskrankheiten gegenüber ein.

Wann hilft sie? Bei allen Störungen im Wärmehaushalt, bei Abwehrschwäche, Erschöpfungszuständen, Nervosität, Schlafstörungen und Kreislaufschwäche.

Wann darf sie nicht angewendet werden? Bei kalter Haut, bei Frieren oder Frösteln.

Vor der Ganzwaschung zu beachten:
Die so wichtige Vorerwärmung ist am ehesten in den frühen Morgenstunden gegeben – die Zeit zwischen 4 und 6 Uhr ist somit ideal für diese Anwendung. Der Schlaf wird nur kurz unterbrochen, er ist nach der Anwendung tiefer und erholsa-

mer als zuvor. Der Raum muß gut gelüftet und warm sein (mindestens 18 °C). Ideale Voraussetzungen für die Ganzwaschung sind auch gegeben bei Überhitzungszuständen, vor allem bei hochsommerlichen Temperaturen. Nach einem kurzen Schreck, hervorgerufen durch das kalte Tuch, tritt rasch ein angenehmes Wärmegefühl ein.
Ein kleiner Schuß Obstessig kann dem Wasser beigegeben werden, er stabilisiert und erhält den Säureschutzmantel der Haut und verstärkt den Verdunstungseffekt.

■ Richtige Reaktion:
Eine angenehme Wärmedurchflutung der Haut mit Beruhigung; der Kopf wird frei.

■ Falsche Reaktion – Abhilfe:
Frieren oder frösteln Sie, tritt also kein Wärmegefühl ein, Anwendung sofort abbrechen! Sorgen Sie umgehend für Wiedererwärmung durch Wärmezufuhr (= warm anziehen, gut im Bett einpacken, wenn nötig, Wärmflasche an die Füße legen) oder durch körperliche Bewegung (= gymnastische Übungen,

Kniebeugen oder Auf-der-Stelle-Laufen). Auch eine heiße Dusche kann rasch Abhilfe schaffen, sie gleicht das Wärmedefizit aus.

Nach der Ganzwaschung zu beachten:
Der Körper braucht Ruhe, um Wärme zu produzieren, oder er braucht Hilfe durch Bewegung. Führen Sie die Anwendung am frühen Morgen durch, sollten Sie sich wieder ins Bett legen und weiterschlafen oder ruhen. Etwa um 7 Uhr durchgeführt, sollten Sie nach der Ganzwaschung Gymnastik machen. Auch wenn Sie die Anwendung tagsüber oder abends durchführen, ist anschließende Bewegung wichtig (Radfahren, Waldlauf). Dies gilt jedoch nur für gesunde Menschen! Wird die Ganzwaschung im Krankheitsfall und zur Kreislaufstabilisierung angewandt, muß anschließend für mindestens 30 Minuten Bettruhe eingehalten werden.

Variation Teilwaschung

Sie können eine Teilwaschung ausführen, zum Beispiel des Oberkörpers oder des Unterkörpers, nur der

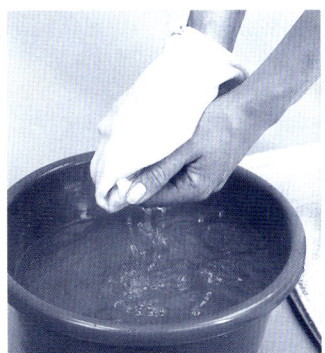

Sie brauchen Wasser, dem ein Schuß Obstessig zugegeben ist, und ein Leinentuch.

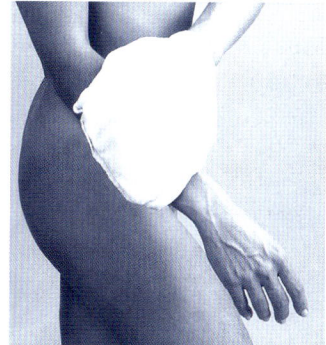

Beginnen Sie am rechten Arm – nur ein Wasserfilm bedeckt die Haut.

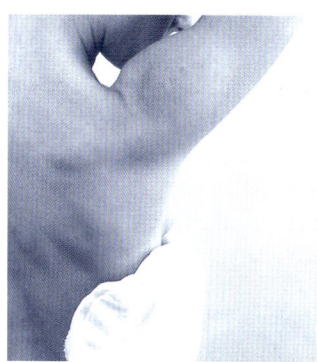

Waschen Sie dann Hals, Brust, Bauch, Rücken; zuletzt Beine, Gesäß und Fußsohlen.

Arme oder der Beine. Kinder wird eine Teilwaschung der Arme weniger erschrecken als eine Teilwaschung der Beine. Auch bei ihnen haben Oberkörperwaschungen oder die Waschung der oberen Körperhälfte eher anregende, die Waschung der unteren Körperpartien dagegen eher beruhigende und schlaffördernde Wirkung. Eine Teilwaschung wird in gleicher Weise vorgenommen wie die Ganzwaschung.

Die Anwendung

Die Ganzwaschung wird im Badezimmer auf einem Handtuch stehend durchgeführt.

● Diese Hilfsmittel brauchen Sie:
Leinentuch, Größe etwa 30 x 60 cm, Waschbecken, eventuell Obstessig und eine kleine Schüssel.

▶ So wird die Ganzwaschung gemacht:
Waschbecken mit kaltem Wasser füllen, Zusatz zugeben (Wasser – Obstessig im Verhältnis 10:1). Leinentuch ins Wasser legen, leicht ausdrücken, um die linke Hand wickeln. Die Waschung zügig durchführen; nur ein Wasserfilm darf die Haut bedecken. Beginn am rechten Arm, danach am linken Arm, zuerst die Außen-, dann die Innenseite abwaschen. Dann Hals, Brust, Bauch und Rücken. Weiter

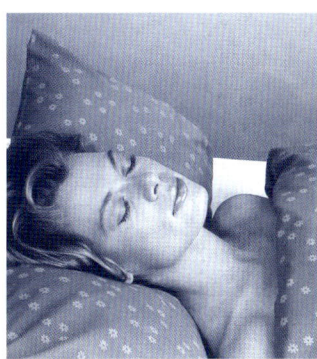

Wärmen Sie sich im Bett wieder auf, oder bewegen Sie sich, bis Ihnen warm ist.

am rechten Bein, danach am linken Bein, zuerst die Außen-, dann die Innenseite abwaschen. Abschließen mit Gesäß und Fußsohlen (rechts, links). Nicht abtrocknen – ins Bett, warm zudecken oder anziehen und bewegen.

Bad

Das warme Bad (hier ist nicht das Reinigungsbad gemeint) entfaltet – je nach Temperatur, Dauer, Wassermenge und Zusatz – unterschiedliche Wirkungen auf den Organismus. Im allgemeinen wirkt es entspannend, entkrampfend auf Muskulatur und vegetatives Nervensystem, es regt den Stoffwechsel an und fördert die Beweglichkeit.

Wann hilft es? Bei körperlichen und seelischen Verspannungszuständen, vegetativer Übererregbarkeit und bei Erschöpfung (Streß). Bei Einschlafstörungen sollte es nicht zu heiß sein und nicht zu lange dauern. Bei Abnutzungserscheinungen an Wirbelsäule und Gelenken geben Sie Heublumen zu. Zu Beginn einer Erkältungskrankheit mit Fröstelgefühl setzen Sie dem Bad Thymian zu; anschließend mindestens 45 Minuten ruhen!

Wann darf es nicht angewendet werden? Bei Entzündungszuständen der Haut oder der Beinvenen (Varizen = Krampfadern). Vorsicht ist geboten bei niedrigem Blutdruck und

Herzleistungsminderung (Kollapsgefahr beim Aufstehen) – in diesen Fällen muß der Arzt um Rat gefragt werden!

Vor dem Bad zu beachten: Durch Rücksprache mit dem Arzt sollte Klarheit bestehen über die Belastbarkeit des Herz-Kreislauf-Systems und den Zustand der Venen bei Krampfadern (Varizen). Machen Sie ein Bad keinesfalls mit vollem Magen kurz nach dem Essen, Sie müssen mindestens eine Stunde damit warten. Blase und Darm sollten entleert sein. Das Badezimmer kurz vorher lüften; die Raumtemperatur muß 18 bis 21 °C betragen. Badezusatz bereitstellen.

■ Richtige Reaktion:
Sie müssen sich während und nach der Anwendung wohler fühlen als vorher. Ein angenehmes Wärmegefühl durch die richtige Wassertemperatur und die seelische Entspannung, auch durch duftende Badezusätze, sind die wünschenswerten Empfindungen.

■ Falsche Reaktion – Abhilfe:
Jede Form von Unbehaglichkeit mit Herzklopfen, mit Schweißausbrüchen, Schwin-

delgefühl oder Schwarzwerden vor den Augen; der Grund:
Wassertemperatur und / oder Wassermenge sind der Belastbarkeit des Körpers nicht angepaßt. Weichen Sie auf eine weniger belastende Anwendung aus (Halbbad, Dreiviertelbad, Teilbad, Seite 43), oder lassen Sie Wasser ab- oder zulaufen, bis die Wassertemperatur jener des Körpers angenähert ist (etwa 36 °C). Bei starkem Überhitzungsgefühl vorsichtig eine kalte Kompresse auf die Herzgegend legen.

Nach dem Bad zu beachten: Bettruhe – mindestens 20 Minuten lang! Genießen Sie die Ruhe – ohne Fernseher, Zeitung oder Radio; der Körper muß den anstrengenden Reiz dieser relativ starken Anwendung verarbeiten. Während des Bades ist vermehrt Blut in die Haut gewandert und hat sich angereichert mit Stoffwechselprodukten, die jetzt verarbeitet werden müssen, dieses Blut wird den Organen nun wieder zugeführt. Durch die erhöhte Temperatur sind alle Atmungs- und Stoffwechselvorgänge beschleunigt, Aufbau- und Entschlackungsprozesse

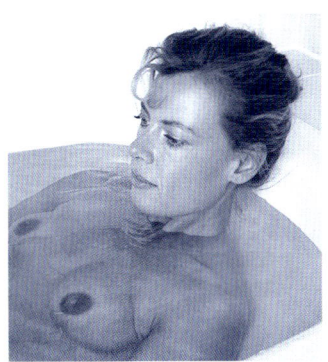

Beim Vollbad bedeckt das Wasser den ganzen Körper bis zum Hals.

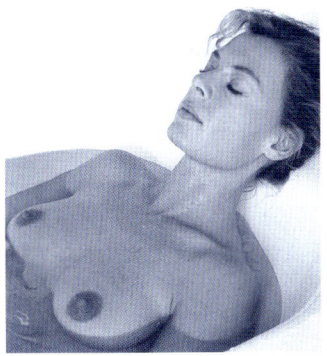

Beim Dreiviertelbad reicht der Wasserspiegel bis knapp unter die Brust.

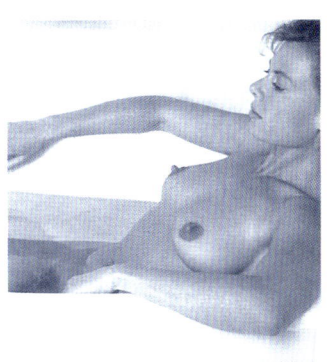

Beim Halbbad reicht der Wasserspiegel bis knapp über die Hüftgegend.

sind schneller abgelaufen als sonst. Der Körper muß die verbrauchten Energien langsam wieder aufbauen. Die Haut ist gereinigt und, je nach Zusatz, mit einer rückfettenden Schicht versehen, sie atmet freier und ist gut durchblutet. Frische Luft im Zimmer ist ebenfalls wichtig. Sie müssen warm eingepackt sein.
Sinnvolle Anwendungen nach dem Bad: Abgießung (Seite 36).

Variationen Dreiviertelbad, Halbbad und Teilbad

Weniger kreislaufbelastend bei gleichem Effekt ist ein Dreiviertelbad (Wasser reicht knapp bis unter die Brust) oder ein Halbbad (Wasser

reicht bis knapp über die Hüftgegend). Bei leichten Erweiterungszuständen der Beinvenen kann ein Teilbad gemacht werden; man liegt bequem im Wasser, während die Beine auf dem Wannenrand lagern.

Die Anwendung

Die Bäder – Vollbad, Dreiviertelbad, Halbbad, Teilbad – werden in der Badewanne durchgeführt.

● Diese Hilfsmittel brauchen Sie:
Wasserthermometer (gleich zu Anfang ins Wasser geben). Für Menschen, die in ihrer Beweglichkeit eingeschränkt sind, müssen Haltegriffe an der Wanne vorhan-

den sein; Partner sollten helfen. Badezusätze ins zufließende Wasser geben. Wannenfüllung so, daß das Wasser beim Liegen bis zum Halsbereich reicht.

▶ So wird das Bad gemacht:
Legen Sie sich entspannt in die Wanne, danach Reinigung vor allem des Intimbereiches, einschließlich Achselhöhlen. Nach einer Badedauer von 10 bis 15 Minuten das Wasser ablassen. Langsam und vorsichtig aufstehen, damit Sie nicht ausrutschen. Wenn Sie sich wohlig warm fühlen, sollten Sie eine kühle Abgießung (Seite 36) anschließen, danach sofort abtrocknen, anschließend ruhen.

Wadenwickel

Der Wadenwickel entfaltet, je nach Dauer der Anwendung, unterschiedliche Wirkungen: Nur etwa 5 Minuten lang angelegt, entzieht er dem Körper Wärme, so bei Fieber; etwa 20 Minuten lang angelegt, hat er einen entzündungshemmenden, gewebsstraffenden Effekt, wirkt kräftigend auf die Venen und beruhigend auf das vegetative Nervensystem. Wie jede Kaltanwendung regt der Wadenwickel zunächst (etwa in den ersten 5 Minuten der Anwendung) den Leistungsnerv (Sympathikus, Seite 21) an. Danach kommt es über die Erwärmung des Wickels zu einer Umschaltung im vegetativen Nervensystem und damit zu einer stärkeren Einwirkung des Ruhenervs (Vagus, Seite 73) auf den Körper. Beruhigung, Blutdrucksenkung und besserer Schlaf sind die Folge.

Wann hilft er mit einer Anwendungsdauer von etwa 5 Minuten? Bei Fieber in Verbindung mit Infektionskrankheiten (nicht bei erst beginnenden Erkältungskrankheiten mit Frösteln und Frieren, da hilft ein Wechselfußbad,

Seite 32), Überhitzungszuständen wie häufig im Sommer, auch nach zu starker Sonnenbestrahlung (in diesen Fällen kann der Wickel mehrmals hintereinander im Abstand von 10 bis 15 Minuten angelegt werden); nach Rücksprache mit dem Arzt auch bei Venenentzündung, Prellungen und Blutergüssen im Bein.

Wann hilft er mit einer Anwendungsdauer bis zu 20 Minuten? Bei Einschlafstörungen, Neigung zu hohem Blutdruck, vegetativer Labilität und Unausgeglichenheit in Streßsituationen.

Wann darf er nicht angewendet werden? Bei kalter Haut (unzureichender Vorerwärmung des Behandlungsgebietes), bei Harnwegsinfekten und bei Reizung des Ischiasnervs.

Vor dem Wadenwickel zu beachten:
Gute Vorerwärmung der Beine; für die länger dauernde Anwendung ist es außerdem wichtig, daß Sie sich behaglich warm fühlen.

■ Richtige Reaktion:
Durch die 5-Minuten-Anwendung zur Behandlung von

Fieber und Überhitzungszuständen wird eine schonende Senkung der Körpertemperatur um 0,5 bis 1 °C erreicht (vor allem bei mehrmaligem Anlegen). Ziel der 20-Minuten-Anwendung ist die Wärmeproduktion in den Beinen.

■ Falsche Reaktion – Abhilfe:
Kühlt Ihr Körper unangenehm aus, frieren oder frösteln Sie, muß der Wadenwickel sofort abgenommen werden! Legen Sie sich eine Wärmflasche an die Füße oder machen Sie ein warmes Fußbad (Seite 33). Zu diesen falschen Reaktionen kommt es vor allem dann, wenn der Wickel nicht straff genug angelegt ist.

Nach dem Wadenwickel zu beachten:
Nach Abnahme des wärmeentziehenden Wickels muß in allen Fällen mindestens 1 Stunde Bettruhe eingehalten werden! (Bei Fieber kann die Anwendung während dieser Zeit zwei- bis dreimal wiederholt werden.) Der Körper kann sich in Ruhe am besten wiedererwärmen. Bei Einschlafstörungen abends angelegt, kann der Wickel über Nacht liegenbleiben; in den

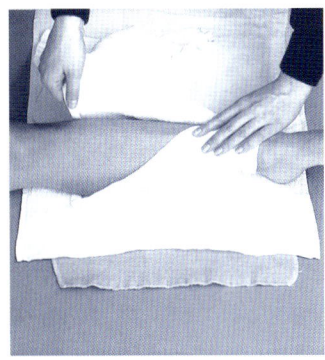

Schlagen Sie zunächst das kleinste, innere Tuch glatt und fest um die Wade.

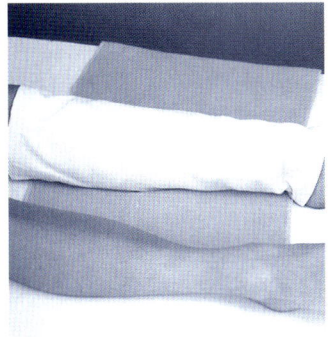

Auch der zweite Innenwickel sollte fest sitzen und keine Falten haben.

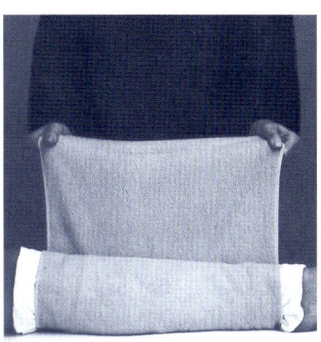

Zum Schluß das warme Decktuch über die Innenwickel legen und glattstreichen.

anderen Fällen ist nach dem länger liegenden Wickel 1 Stunde Bettruhe einzuhalten.

Variation Quark-Wickel

Zur Verstärkung der wärmeentziehenden und entzündungshemmenden Wirkung können Sie einen Quark-Wickel machen, der gleichzeitig der Hautpflege dient (er führt der Haut Fett zu). Quark (mit Milch verdünnt) messerrückendick auf das innere Tuch streichen.

Die Anwendung

Der Wadenwickel wird im Liegen (Bett) durchgeführt; Sie können ihn selbst anlegen, einfacher aber ist es,

wenn Sie dabei jemanden zur Hilfe haben.

● Diese Hilfsmittel brauchen Sie:
2 Leinentücher, etwa 30 x 70 cm, 2 Zwischentücher aus Baumwolle, etwa 34 x 70 cm, 2 Wolltücher, etwa 32 x 70 cm.
Das Zwischentuch aus Baumwolle ist das breiteste der drei Tücher – es muß einige Zentimeter breiter sein als das innenliegende Leinentuch und das außenliegende Wolltuch.

▶ So wird der Wadenwickel gemacht:
Das Leinentuch in kaltes Wasser tauchen, leicht auswringen und straff (!) um einen Unterschenkel wik-

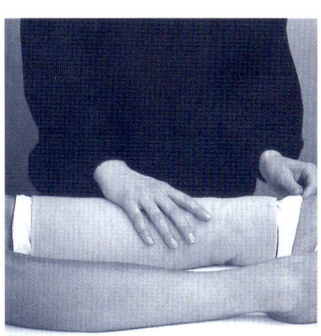

Wenn der fertige Wickel so aussieht, liegt er optimal.

keln, danach Zwischentuch und Wolltuch ebenfalls fest um den Unterschenkel wikkeln.
Am anderen Unterschenkel verfahren Sie ebenso.

Brustwickel

Diese Anwendung dient weniger der Vorbeugung und Krankheitsverhütung als vielmehr der Behandlung akuter und chronischer Zustände. Ob der Brustwickel kalt oder warm gemacht wird, richtet sich danach, was damit erreicht werden soll:

Mit dem warmen Brustwickel wird in erster Linie, vor allem wenn der Körper danach verlangt, Wärme zugeführt, der Stoffwechsel wird angeregt, die Bronchien entkrampfen sich, gleichzeitig wird der Auswurf gefördert. Der kalte Brustwickel senkt (bei Fieber) die Körpertemperatur, er wirkt schmerzlindernd und entzündungshemmend. Nachdem er die Körperwärme aufgenommen hat, sollte der kalte Wickel noch liegenbleiben, er wirkt dann im Sinne einer wärmestauenden Packung weiter.

Wann hilft er? Bei allen Entzündungen der Atemwege, vor allem der Bronchien, aber auch bei Rippenfellentzündung, sogar bei Lungenentzündung.

Ist das Ziel die Fiebersenkung, sollte ein *kalter* Wickel (Wasser so kalt wie möglich) gemacht werden; bei chronischer Erkrankung, die ja meist nicht mit Fieber und akuten Krankheitszeichen einhergeht, wird ein *warmer* Wickel (Wasser so warm wie erträglich) aufgelegt.

Ob kalt oder warm – dies richtet sich nach der Kreislauf-Belastbarkeit des Patienten und seiner Befindlichkeit, außerdem danach, ob der Körper zur Wärmeproduktion fähig ist oder ob Wärme entzogen und die Körpertemperatur dadurch schonend gesenkt werden soll.

Wann darf der kalte Brustwickel nicht angewendet werden? Solange der Patient friert und/oder sein Körper nicht zur ausreichenden Wärmeproduktion in der Lage ist.

Wann darf der warme Brustwickel nicht angewendet werden? Bei akut-entzündlichen, fieberhaften Zuständen.

Vor dem Brustwickel zu beachten: Da er meist im Krankheitsstadium gemacht wird, muß sich der Körper in Ruhe befinden; alle Kraft wird für die Heilung benötigt.

■ Richtige Reaktion: In jedem Fall sollten Sie sich wohlfühlen. Die Atmung darf nicht eingeschränkt werden durch zu strammes Anlegen des Wickels! Eine angenehme Durchwärmung und Wohlbehagen sind der beste Beweis für die Wirksamkeit und dafür, daß der Wickel richtig angelegt ist.

■ Falsche Reaktion – Abhilfe: Bei zu lockerem Anlegen der Tücher bildet sich zwischen Haut und Tuch oder zwischen den einzelnen Tüchern eine Luftschicht, durch die es zu schneller Abkühlung kommt. Bei Auftreten von Kältegefühl oder gar Kältezittern den Wickel sofort abnehmen! Warm einpacken, Wärmezufuhr mit Hilfe einer Wärmflasche oder einer Heizdecke.

Nach dem Brustwickel zu beachten: Da sowohl mit dem warmen als auch mit dem kalten Wickel Wärme zugeführt beziehungsweise die Entwicklung körpereigener Wärme angeregt werden soll, muß der warme Wickel so lange liegen bleiben, wie er noch Wärme abgibt, der kalte Wickel so lange, bis eine ausrei-

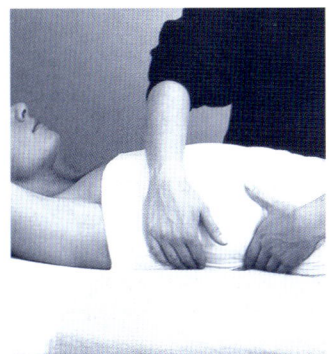

Beginnen Sie mit dem innersten Tuch, das Sie gut glattstreichen.

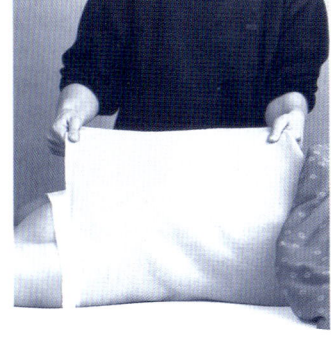

Auch das äußere, warme Deck-tuch muß stramm sitzen und darf keine Falten haben.

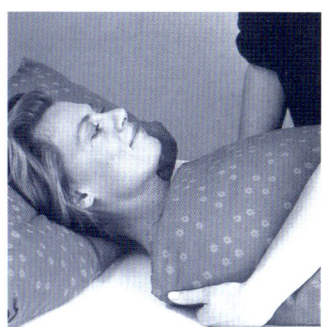

Decken Sie Ihren Patienten zum Schluß gut zu.

chende Durchwärmung ein-getreten ist. Hierzu braucht der Körper Kraft, die er nur in Bettruhe aufbringen kann. Schlafen Sie ein, kann der Wickel unbedenklich sogar über Nacht liegenblei-ben.

Variation warmer Brust-wickel mit Zusatz

Meist sind es mild hautrei-zende Stoffe und ätherische Öle, die den Wirkmechanis-mus verstärken, die Bron-chien entkrampfen, wo-durch das Sekret dünner wird und leichter abzuhu-sten ist.
Kochsalz-Zusatz:
100 g Kochsalz in 5 Liter Wasser lösen, die Lösung ko-chen. Das Innentuch vor

dem Anlegen tränken – Tem-peratur-Probe am Unterarm nicht vergessen!

Die Anwendung

Der Brustwickel wird im Lie-gen (Bett) durchgeführt.

● Diese Hilfsmittel brauchen Sie:
Leinentuch, 40 x 190 cm;
Baumwolltuch, 48 x 190 cm;
Wolltuch, 44 x 190 cm;
Zusatz.

► So wird der Brustwickel gemacht:
Patient setzt sich im Bett auf. Wolltuch und Baum-wolltuch auf dem Bett aus-breiten. Das Leinentuch in kaltes oder heißes Wasser tauchen, ausdrücken, auf

den Tüchern ausbreiten. Der Patient legt sich (Temperatur-Probe am Unterarm!). Das Leinentuch bei mittlerer Aus-atmungsphase straff um den Oberkörper legen, danach Baumwoll- und Wolltuch fest umwickeln, Patienten gut zudecken. Beim warmen Wickel tritt sofort, beim kal-ten nach etwa 15 Minuten ein Wärmegefühl auf. Den warmen Wickel abnehmen, sobald er auskühlt, den kal-ten Wickel liegenlassen, bis er gut durchwärmt ist (nach 45 bis 60 Minuten).

Kopfdampf

Wasserdampf erreicht auch versteckt liegende Organe. Der aufsteigende, in der Regel durch einen Zusatz angenehm riechende Wasserdampf gelangt beim Einatmen in die oberen Luftwege – in Nase, Nebenhöhlen, Rachen, Kehlkopfbereich und obere Bronchien. Die durch den Wasserdampf vermittelte Wärme regt den Stoffwechsel der Schleimhäute an; sie werden besser durchblutet, durchfeuchtet und dadurch gereinigt. Schleim bildet beziehungsweise löst sich und kann anschließend leicht ausgeschneuzt (dabei stets ein Nasenloch zudrükken!) oder abgehustet werden. Mit Kamille als Zusatz wirkt der Kopfdampf entzündungswidrig, krampflösend und schmerzstillend. Auf die Gesichtshaut hat der Kopfdampf eine gefäßerweiternde und reinigende Wirkung, die zarte Rötung ist ein Zeichen für bessere Durchblutung.

Wann hilft er? In erster Linie bei akuten und chronischen Nasen- und Nebenhöhlenentzündungen. Auch chronische eitrige Entzündungen lassen sich positiv beeinflussen, weil Heilungs- und Selbstreinigungsmechanismen angeregt werden. (Hierbei ist die Verbesserung der peripheren Durchblutung wichtig, zum Beispiel durch ein Wechselfußbad, Seite 32, denn chronische Nebenhöhlenerkrankungen sind häufig mit kalten Füßen verbunden.) Bei Husten, Schnupfen, Heiserkeit beruhigt die Wärmezufuhr beim Kopfdampf die überempfindlichen Schleimhäute. Auch bei Hautunreinheiten (Akne) hilft diese Anwendung, am besten im Rahmen einer kosmetischen Behandlung nach Rücksprache mit dem Arzt.

Wann darf er nicht angewendet werden? Bei Erkrankungen am Auge (Grauer Star, Grüner Star), Entzündungen im behandelten Gebiet, vor allem der Haut, starken Gefäßerkrankungen (Arteriosklerose) und allgemeiner Schwäche – insbesondere des Herz- und Kreislauf-Systems (Kollapsgefahr).

Vor dem Kopfdampf zu beachten:
Der Raum, in dem Sie diese Anwendung machen (am besten die Küche), sollte gut gelüftet und warm sein (mindestens 19 °C). Legen Sie die Hilfsmittel bereit, die Sie brauchen (Seite 49), bereiten Sie den Zusatz vor: Heilpflanzen oder Fertigpräparate, die Sie in der Apotheke bekommen, in der jeweils angegebenen Dosierung (gegebenenfalls fragen Sie Arzt oder Apotheker). Ziehen Sie Schlafanzug oder Nachthemd und Bademantel an.

■ Richtige Reaktion:
Beim langsamen Einatmen durch Nase und Mund empfinden Sie ein angenehm strömendes Wärmegefühl in den oberen Luftwegen. Durch Bewegen des Kopfes – Verändern des Abstands zum Gefäß – können Sie die Intensität der Dämpfe beim Einatmen selbst etwas regulieren. Sie müssen sich insgesamt wohlig warm fühlen.

■ Falsche Reaktion – Abhilfe:
Ein Auskühlen des Körpers, vor allem der Füße, ist zu vermeiden! Hier helfen warme Socken, Hausschuhe oder ein dickes Handtuch als Unterlage für die Füße. Bei Neigung zu Schwächezuständen oder Kreislauf-Regu-

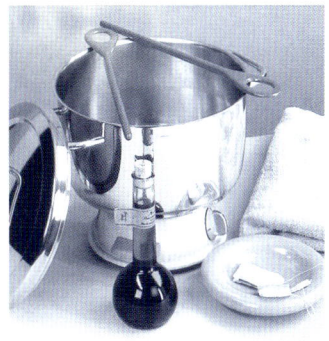

Schleimlösende Präparate im hei-ßen Wasser intensivieren die Wirkung.

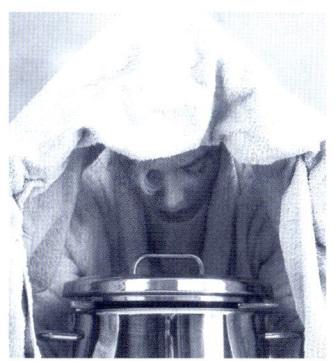

Durch das Verschieben des Dek-kels können Sie den Wasser-dampf regulieren.

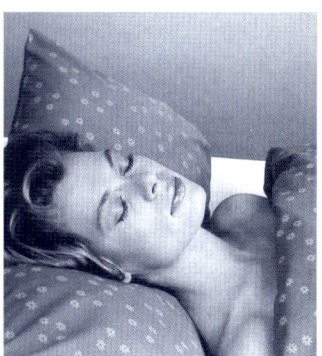

Der Kopfdampf ist anstrengender als er aussieht. Ruhen Sie da-nach ein wenig aus.

lationsstörungen bei niedri-gem Blutdruck muß stets Hilfe in der Nähe sein!

Nach dem Kopfdampf zu beachten:
Bettruhe von mindestens 30 Minuten, besser aber 1 Stunde ist unbedingt einzu-halten! Keinesfalls sofort an die kühle Luft!

Sinnvolle Anwendung nach Kopfdampf:
Bei chronischen Erkrankun-gen, insbesondere der Nasen-nebenhöhlen, bei chroni-scher Infektanfälligkeit im Nasen-Rachen-Raum und Austrocknung der Schleim-häute empfiehlt sich an-schließend ein kurzes kaltes Abgießen oder Abwaschen des Gesichts.

Die Anwendung

Der Kopfdampf wird am be-sten am Küchentisch sitzend durchgeführt.

● Diese Hilfsmittel brauchen Sie:
Wassertopf (3 bis 5 Liter) mit Deckel; Topfunterlage (Holz, Kork); Holzrost als Si-cherheitsmaßnahme, größer als der Topfdurchmesser (oder zwei Kochlöffel, die Sie zwischen Topfrand und Deckel legen können – Abbil-dung Mitte); 2 Topflappen, Hocker, großes Badehand-tuch, Zusatz nach Wahl (oder wie verordnet).

▶ So wird der Kopfdampf gemacht:
Wasser im Topf bei geschlos-senem Deckel zum Sieden bringen, Topf vom Herd neh-men, auf den Tisch stellen. Deckel abnehmen, Zusatz zu-geben, den Holzrost (oder die zwei Kochlöffel) als Si-cherheitsmaßnahme auf den Topf, den Deckel darüberle-gen. Auf den Hocker setzen, Kopf über den Topf halten, das Tuch dicht schließend überziehen, den Deckel vor-sichtig zur Seite schieben – Dampfstärke regulieren. Die Dämpfe 8 bis 10 Minuten lang entspannt durch Mund und Nase einatmen. Nach dem Kopfdampf ruhen!

Schenkelguß

Kalt oder wechselwarm ausgeführt, ist der Schenkelguß eine wirkungsvolle mittelstarke Kneipp-Anwendung. Durch den Kaltreiz des Wassers wird das Blut aus anderen Körperregionen in die Beingefäße geleitet. Die »Ableitung« des Blutes aus dem Kopfbereich hat vor allem eine nervenberuhigende und schlaffördernde Wirkung. Außerdem wird durch diese Anwendung der Blutdruck gesenkt, sie wirkt entstauend und kräftigend (tonisierend) auf die Beinvenen und fördert durch die nachfolgende Erweiterung der Arterien die Durchblutung der Beine.

Wann hilft er? Bei Beinvenenleiden (Krampfadern = Varizen), leichteren arteriellen Durchblutungsstörungen der Beine (kalten Füßen, zum Beispiel bei Bewegungsmangel), bei Einschlafstörungen, vegetativen Übererregbarkeitssituationen wie Nervosität, Reizbarkeit, Erschöpfung, Verstimmungszustände, bei Neigung zu erhöhtem Blutdruck, auch bei Hitzegefühl im Kopfbereich und allgemeiner Überlastung (akutem und Dauerstreß).

Wann darf er nicht angewendet werden? Bei Ischiasnervenschmerzen, Infekten der Harnwege (Nieren, Harnleiter, Blase), während der Monatsblutung. Bei allgemeinem Fröstelgefühl und Frieren muß der Körper vorerwärmt werden, am besten durch den Wechselschenkelguß (Seite 51)!
Vorsicht ist geboten bei niedrigem Blutdruck – die blutdrucksenkende Wirkung kann zum Kollaps führen.

Vor dem Schenkelguß zu beachten:
Füße und Beine müssen warm sein! Erwärmung am besten durch Bewegung wie Marschieren, Treppenlaufen, Kniebeugen. Ist dies nicht möglich, müssen Füße und Beine vorerwärmt werden (Wechselschenkelguß, Seite 51).
Der Raum sollte warm sein, Raumtemperatur mindestens 19 °C.

■ Richtige Reaktion:
Sie erleben ein angenehm strömendes Wärmegefühl im ganzen Körper, der Kopf wird frei. Nicht nur die Haut ist besser durchblutet, sondern – diese Reaktion ist besonders wichtig – auch die Beine und die inneren Organe vor allem im Becken- und Bauchbereich (angenehmes Wärmegefühl).

■ Falsche Reaktion – Abhilfe:
Während des Gusses dürfen Sie auf keinen Fall frieren oder frösteln; tritt dies auf, gehen Sie sofort über zum Wechselschenkelguß (Seite 51).
Bei bläulicher Verfärbung der Beine, einer starken Fehlreaktion: Die Anwendung sofort abbrechen, Nachruhe im Bett, gut zugedeckt und mit einer Wärmflasche an den Füßen.

Nach dem Schenkelguß zu beachten:
Schütteln Sie das Wasser durch Schlenkern der Beine ab, oder betupfen Sie die Beine mit einem Handtuch, so daß die Haut nur noch von einem Feuchtigkeitsfilm bedeckt ist. Ziehen Sie Strümpfe und Schlafanzug oder Nachthemd an, ruhen Sie im Bett nach, Beine in einer Decke, der ganze Körper gut zugedeckt.

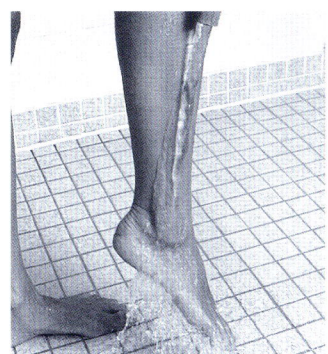

Gießen Sie zunächst den rechten Schenkel ab – dann erst den linken.

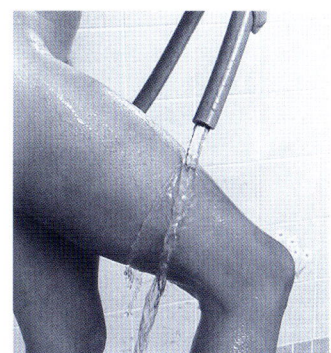

Führen Sie den Schlauch langsam an der Außenseite des Beins nach oben.

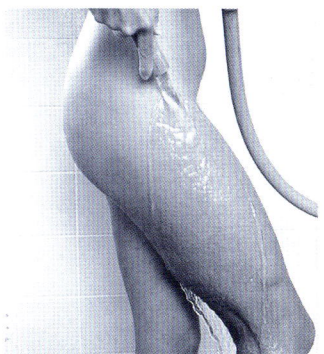

Das Wasser kurz über die Hüfte laufen lassen, dann langsam an der Innenseite nach unten.

Variation Wechselschenkelguß

Diese Anwendung sollten Sie immer dann durchführen, wenn Beine und/oder Füße kalt sind oder sich die Haut kühl anfühlt. Mit dem rechten Bein beginnend, die Beine warm, dann beide Beine kalt abgießen. Warm- und Kaltguß jeweils zweimal durchführen; den Warmguß (Wassertemperatur 26 bis 38°C) so lange, bis sich in Füßen und Beinen ein Wärmegefühl ausgebreitet hat; den Kaltguß (Wasser so kalt wie möglich!) nur kurz – keinesfalls bis zum Frieren. Als Abschluß des Wechselschenkelgusses auch die Fußsohlen kalt abgießen!

Bitte beachten Sie

Bei schweren arteriellen und venösen Durchblutungsstörungen darf der Wechselschenkelguß nur nach Rücksprache mit dem Arzt und vorzugsweise temperiert durchgeführt werden!

Die Anwendung

Schenkelguß und Wechselschenkelguß werden in Duschkabine oder Badewanne durchgeführt.

● Diese Hilfsmittel brauchen Sie:
Kneipp-Schlauch oder Schlauch von Badewanne oder Dusche (Duschkopf abschrauben). Ein Lattenrost, in Dusche oder Badewanne gelegt, verhindert, daß die Füße während des Gusses im ablaufenden Wasser auskühlen.

▶ So wird der Schenkelguß gemacht:
An den Außenseiten beginnend, erst das rechte, dann das linke Bein so kalt wie möglich abgießen, zum Schluß die Fußsohlen.

Bitte beachten Sie: Der Schlauch ist so zu führen, daß die Haut stets von Wasser ummantelt ist. Während der Anwendung gleichmäßig und ruhig atmen.

Die Kraft der Heilpflanzen: Phytotherapie

Heilkraft aus der Natur – altbewährt und gut erforscht

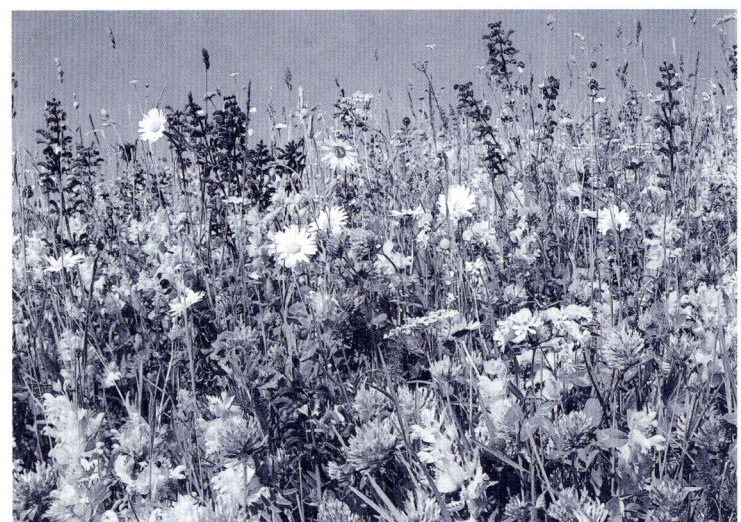

Die Brennessel ist die verachtetste unter den Pflanzen, manche zartbenervte Seele sticht und brennt es schon, wenn sie nur den Namen hört. Ob wohl mit Recht? ... Mit dem Löwenzahn kann man die Brennessel wiegen. So ein Saft ist bald gemacht und hat eine gute Wirkung. Man kann zwei- bis dreimal am Tage davon trinken; dann wird man bald merken, wie viele Lumpen sich im Körper aufhalten!

(Sebastian Kneipp)

Wiederentdeckt durch Kneipp
Der Gebrauch heilkräftiger Pflanzen ist altes Kulturgut der Völker in allen Erdteilen, besonders hoch entwickelt schon vor Jahrtausenden im Fernen Osten. Sebastian Kneipp war es, der die heimischen, die für uns verfügbaren Heilpflanzen systematisch erprobt und damit gesundheitsbewußten Menschen wieder zugänglich gemacht hat. Wenn die Phytotherapie, die wissenschaftliche Anwendung von Heilpflanzenstoffen, in unserem Jahrhundert zunächst wieder

in Vergessenheit geriet, so lag das an den vielen sensationellen Entdeckungen und Erfolgen der chemischen Pharmakologie: Impfstoffe wurden entwickelt, durch die Seuchen ihren Schrecken verloren; das Insulin, lebenswichtig für den Zuckerkranken, konnte künstlich hergestellt werden; schnell und breit wirkende Präparate zur Behandlung vieler Krankheiten wurden eingeführt.

Aber auch mit chemischen Arzneimitteln stößt man an Grenzen; wie oft muß vom Bundesgesundheitsamt ein Medikament oder eine Wirkstoffkombination vom Markt genommen werden, weil die Nebenwirkungen unerwünscht oder gar gefährlich sind.

Heilpflanzen: wirksame Medikamente

Diese Problematik hat auch dazu geführt, daß die Heilpflanzenkunde wieder an Bedeutung gewinnt, zumal in den vergangenen zwei Jahrzehnten innerhalb der Kneipp-Therapie aufsehenerregende Forschungsergebnisse zur Wirksamkeit von pflanzlichen Präparaten vorgelegt wurden.

Die Nutzung der vielfältigen Heilkräfte unserer Pflanzen hat also nichts mit einem »Zurück-zur-Natur« zu tun oder mit unzeitgemäßer »Phytoromantik«. Pflanzen haben nicht allein in ihren Inhaltsstoffen eine außerordentliche Stärke – man denke nur an das Gift des Fingerhuts, Digitalis, ein hervorragendes Herzmittel. Was die pflanzlichen Heilmittel darüber hinaus so wertvoll macht, ist das Zusammenwirken der einzelnen Inhaltsstoffe, deren natürliche Kombination in gleicher Güte künstlich nicht zu erzeugen ist.

Vielfältige Heilkräfte

Heilpflanzen-Anwendung

● Zur Unterstützung unserer Organfunktionen und zur Bekämpfung alltäglicher Beschwerden kommen nur mild wirkende Pflanzenpräparate in Frage. Gerade bei länger anhaltenden Beschwerden, auch bei chronischen Krankheiten, sind diese Heilmittel unentbehrlich, da sie ohne Gefahr von Nebenwirkungen über den hier notwendigen längeren Zeitraum eingenommen werden können.

● Immer sollte man sich aber vom Arzt oder vom Apotheker beraten lassen, denn auch harmlos erscheinende Pflanzen können bei falschem Gebrauch zu Unannehmlichkeiten führen: So ist beispielsweise vom ständigen Genuß eines Abführtees mit Sennesblättern strikt abzuraten, weil die Darmschleimhaut gereizt wird und eine Abhängigkeit von der Droge Senna erzeugt werden kann.

● Man muß sich aber auch dessen bewußt sein, daß bestimmte lebensnotwendige Substanzen in Pflanzen gar nicht oder in nicht ausreichend verwertbarer Menge

vorkommen, so daß der Einsatz chemisch erzeugter Mittel, insbesondere bestimmter Hormone, so Insulin oder das Hormon der Schilddrüse, unumgänglich ist.

● Fast immer jedoch können Pflanzenpräparate helfen, bestimmte chemische Präparate einzusparen, in vielen Fällen können pflanzliche Mittel chemische sogar ersetzen. Das gilt besonders für die so häufig gebrauchten, leider auch mißbrauchten Abführ-, Schmerz-, Schlaf-, Beruhigungs- und Aufmunterungsmittel. Am Beispiel Schlafmittel läßt sich das Problem gut aufzeigen: Barbiturathaltige Tabletten sorgen zwar für schnelles Einschlafen und einen tiefen Schlaf, beeinflussen aber die Schlafqualität – und zwar negativ: Die Tiefschlafphasen werden verkürzt und schließlich ganz abgebaut, was zur Folge hat, daß aus einem gesunden Schlaf eine schlafähnliche Form der Bewußtlosigkeit wird. Abgeschlagenheit am nächsten Morgen ist ein erstes Zeichen für den Verlust an Schlafqualität. Hinzu kommt, daß man im Laufe der Zeit immer stärkere Dosierungen des Schlafmittels

benötigt, um den gleichen Effekt zu erzielen – es entwickelt sich ein Teufelskreis, der zu immer stärkerer Abhängigkeit bei immer geringerer Wirkung führt. Hier setzt die Hilfe der Naturarznei ein: Mit Wirkstoffkombinationen aus Hopfen, Baldrian, Melisse, unterstützt von Kneipp-Anwendungen wie Schenkelguß (Seite 50) oder Unterkörperwaschung (Seite 40), gelingt es, sich aus der Abhängigkeit zu lösen und zu einem gesunden Schlaf zurückzufinden.

Heilpflanzen-Hausapotheke

▶ Für den Hausgebrauch eignen sich pflanzliche Heilmittel, die
● mild wirken und deshalb auch bei längerem Gebrauch unproblematisch sind,
● einfach zu beschaffen und aufzubereiten sind,
● gut aufbewahrt werden können.

▶ Sie sollten Ihre Heilpflanzen-Drogen oder -präparate in der Apotheke oder im Fachhandel kaufen. Die dort angebotenen Fertigpräparate sind in strengen Qualitätskontrollen überprüfte, auf Rückstandfreiheit untersuchte und in ihrer Wirkung stets gleichbleibende Produkte. Außerdem sind sie so verarbeitet, daß ihre Einnahme oder Anwendung jederzeit ohne Umstände möglich ist. (Informationen auch über Adressen, die weiterhelfen, Seite 92).

Die regulierende, beruhigende, reinigende oder anregende Substanz der pflanzlichen Inhaltsstoffe kann auf unterschiedliche Weise in unserem Organismus dorthin gebracht werden, wo sie ihre Wirkung entfalten soll:
● innerlich in Form von Tees, Säften, Tropfen, Dragees, Tabletten,
● äußerlich als Einreibung, Auflage und Wickel, Dampf oder als Badezusatz zum einen über die Haut, zum anderen über die eingeatmete Luft.

■ Sie können die Heilpflanzen Ihrer Wahl als Tee, Saft, Tropfen, Tinktur, Tabletten, Dragees, Öl oder Salbe anwenden, außerdem als Zusätze vielerlei Art für Bäder und Wickel nutzen. Lassen Sie sich vom Arzt oder Apotheker beraten.

Heilpflanzen bei Alltagsbeschwerden

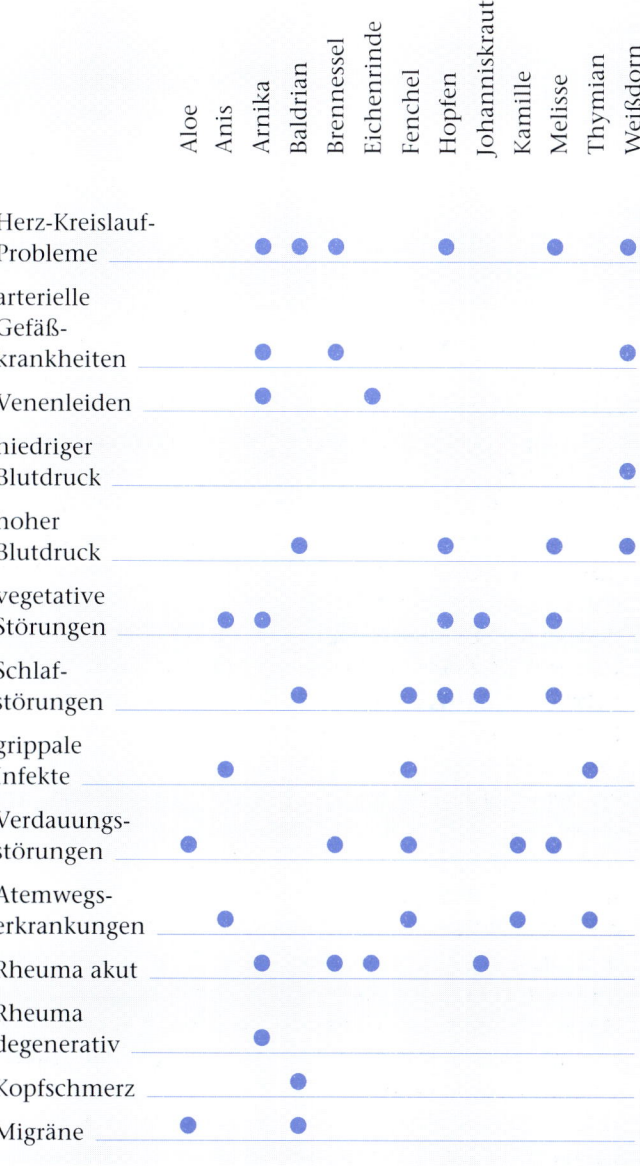

	Aloe	Anis	Arnika	Baldrian	Brennessel	Eichenrinde	Fenchel	Hopfen	Johanniskraut	Kamille	Melisse	Thymian	Weißdorn
Herz-Kreislauf-Probleme			●	●	●			●			●		●
arterielle Gefäßkrankheiten				●	●								●
Venenleiden				●		●							
niedriger Blutdruck													●
hoher Blutdruck					●			●			●		●
vegetative Störungen			●	●				●	●		●		
Schlafstörungen				●				●	●		●		
grippale Infekte		●					●					●	
Verdauungsstörungen	●				●		●			●	●		
Atemwegserkrankungen		●					●			●		●	
Rheuma akut			●		●	●			●				
Rheuma degenerativ			●										
Kopfschmerz				●									
Migräne	●			●									

Was gesund ist, schmeckt auch gut: Ernährungstherapie

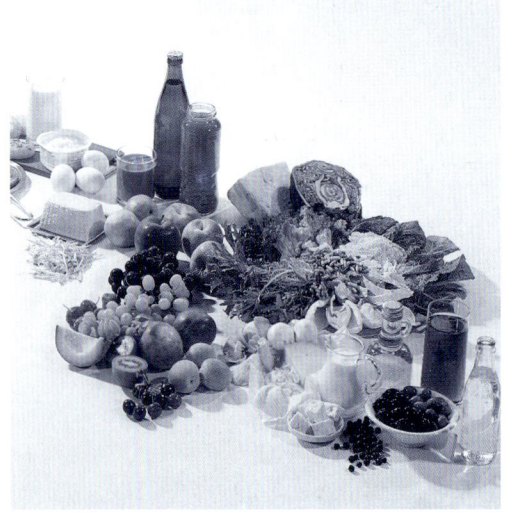

Wenn Du merkst, Du hast gegessen, hast Du schon zu viel gegessen. – Der Weg zur Gesundheit führt durch die Küche – nicht durch die Apotheke!

(Sebastian Kneipp)

Ernähren Sie sich wirklich gesund? Oder gehören Sie zu den Menschen, die – vor allem in den Wohlstandsländern – »schleichenden Selbstmord mit Messer und Gabel« begehen? Glauben auch Sie, gesundes Essen bestehe vor allem aus Körnern und könne nicht gut schmecken?

Mit den richtigen Lebensmitteln gesund bleiben

Bevor Sie weiterblättern, sollten Sie sich den Fragenkatalog auf der folgenden Seite etwas genauer ansehen. Sie wissen: Eine der fünf Kneippschen Heilmaßnahmen ist die gesunde Ernährung, die für unsere Gesundheit und unser Wohlbefinden von zentraler Bedeutung ist. Nahrung wird durch das fein aufeinander abgestimmte Zusammenspiel aller Organe und Organfunktionen durch unseren Stoffwechsel umgesetzt in Energie, die unser Körper für seine vielfältigen Aufgaben braucht. Ihre Zusammensetzung und ihre Aufschließbarkeit sind neben genügend Flüssigkeit mitverantwortlich für unser Wohlbefinden.

Bitte lesen Sie sich die Fragen in Ruhe durch – sie sollen Ihnen den richtigen Weg weisen. Damit Sie sofort verstehen, was gemeint ist, wenn wir vom »richtigen Weg« sprechen, haben wir in den Fragen jeweils die Gegensätze aufgezeigt.

Ernähren Sie sich gesund?

Kleine Gewissenserforschung

● Esse ich sehr schnell, oder lasse ich mir Zeit beim Essen?

● Habe ich immer Zeit, lasse ich mir immer Zeit, in Ruhe zu essen? Konzentriere ich mich aufs Essen, oder lenke ich mich dabei ab mit Zeitunglesen, Fernsehen, Diskutieren? Aufregung schadet der Verdauung.

Lassen Sie sich Zeit mit den Antworten

● Esse ich sehr heiß, oder sind meine Speisen für Zunge und Gaumen wohltemperiert?

● Esse ich zum Beispiel abends viel oder »morgens wie ein Kaiser, mittags wie ein König und abends wie ein Bettelmann«?

● »Verschlinge« ich feste Speisen, spüle sie gar mit einem Getränk herunter, oder kaue ich sie so lange, bis sie gründlich eingespeichelt sind?

● Ernähre ich mich einseitig, esse ich stets dasselbe, oder bevorzuge ich buntgemischte, abwechslungsreiche Kost?

● Esse ich vor allem »zusammengekochte«, denaturierte, konservierte Nahrungsmittel, zum Beispiel viel aus Dosen, oder esse ich vornehmlich frische, naturbelassene Lebensmittel?

● Esse ich gerne und viel – schlinge ich –, wenn ich Ärger, Streß, Sorgen habe, oder sind dies die Zeiten, in denen ich mich mit dem Essen zurückhalte?

● Esse ich viel Fett, mit Zucker gesüßte Speisen, Teigwaren aus raffiniertem Mehl, salze ich stark, oder esse ich eher weniger Fett, kaum Zucker, selten Teigwaren, und wenn, nur Vollkorn-Teigwaren, würze ich mit frischen Kräutern?

● Esse ich immer, wenn ich Appetit habe, oder esse ich nur, wenn ich wirklich hungrig bin?

● Weiß ich eigentlich, wie viele Kalorien ich mit meinen Mahlzeiten zu mir nehme, weiß ich, wie viele Kalorien ich normalerweise brauche?

● Bin ich übergewichtig, oder habe ich mein Idealgewicht, mein Normalgewicht oder mein »Behaglichkeitsgewicht« (Seite 58)?

Jetzt wissen Sie Bescheid

Wenn Sie alle Fragen gut überlegt und ehrlich beantwortet haben, wissen Sie über Ihre Eßgewohnheiten schon etwas genauer Bescheid. Sie wissen dann auch, ob Sie Ihre Ernährung kritisch überprüfen, ob Sie – ohne Fanatismus und Sektierertum – Ihre Ernährungsweise dauerhaft umstellen müssen.

Das Richtige essen

Viele Menschen – etwa ein Drittel aller Bundesbürger zum Beispiel – leiden an ernährungsabhängigen Krankheiten; das sind Gefäßverkalkung, Bluthochdruck, Rheuma, Migräne, Leberschäden, Zuckerkrankheit (Diabetes), Übergewicht, Magenbeschwerden, Verstopfung, Gallenkrankheiten und wahrscheinlich auch Krebs.

Die Ursachen für die meisten dieser Krankheiten sind falsche Eßgewohnheiten, Völlerei, unausgewogene Ernährung mit zu vielen wertstoffarmen oder sogar gesundheitsschädigenden Nahrungsmitteln.

So hart diese Aussage auch klingen mag – gehen Sie jetzt nicht mit Radikalmaßnahmen gegen Ihre Ernährungssünden vor. Auch hier liegt, um mit Kneipp zu sprechen, im Maße die Ordnung. Unsinnig wäre es zum Beispiel, die in einschlägigen Medien immer wieder angepriesenen, meist einseitigen Superdiäten auszuprobieren. Halten Sie sich vielmehr an das, was Sebastian Kneipp zum Thema »gesunde Ernährung« gesagt hat; es ist zeitlos gültig und Grundlage der heutigen Ernährungsphysiologie:

■ Die Nahrung soll stets in kleinen Mengen aufgenommen werden, einfache und naturbelassene Speisen sind den denaturierten und »geschönten« vorzuziehen, überdies müssen lebensnotwendige Stoffe in Form von Vitaminen und Mineralien in ausreichender Menge in der Nahrung enthalten sein.

▶ Demzufolge sind besonders wertvoll: Vollkornprodukte, frisches Obst, frisches Gemüse, naturbelassene (kaltgepreßte) Pflanzenöle und -fette, rohe Butter, schonend behandelte Milch, Sauermilch und Sauermilchprodukte wie Joghurt und Kefir, fettarmer Käse, Quark, frische Kräuter (am besten aus dem Garten), Samen, unbehandelte, vor allem ungesalzene Nüsse, Kerne – und alles in Maßen!

▶ Verzichten sollten Sie auf Weißmehlprodukte, Süßigkeiten aller Art, raffinierten (weißen) Zucker, Gemüse und Obst aus Dosen, hochraffinierte Öle und gehärtete Fette, Mastfett vom Tier, H-Milch, süße Getränke wie Limonaden oder Cola-Getränke, mehrfach erhitzten Käse, gesalzene Nüsse, Fertigwürzen auf tierischer Basis, Wurstwaren.

▶ Einschränken sollten Sie den Genuß von Fleisch, vor allem Schweinefleisch, von Eiern und von allen geräucherten Fleischwaren.

Es gibt viel gute Literatur zum Thema »gesunde Ernährung«, Nahrungsauswahl und -zubereitung (Seite 91). Fangen Sie aber ruhig schon an mit der Umstellung Ihrer Ernährung – so können Sie Ihr Vorurteil, gesundes Essen schmecke niemals, selbst und sofort widerlegen. Wenn Sie nur einige Grundsätze beherzigen und sich leiten lassen von der Aufstellung auf den Seiten 60 bis 62, sind Sie bereits auf dem richtigen Weg. – Wenn der Vater einer Krankheit oft unbekannt ist – die Mutter ist immer die Ernährung.

Wissenswertes und Tips für den Alltag

■ Ihr Gewicht: Früher errechnete man das Normalgewicht aus der Körpergröße in Zentimetern minus 100; bei einer Körpergröße von 170 cm also mußte das Gewicht 70 kg betragen. Daraus wurde ebenso streng das Idealgewicht abgeleitet, nämlich Normalgewicht minus 10 Prozent – im genannten Beispiel also 70 kg minus 7 kg = 63 kg. Heute ist sinnvollerweise der bessere Begriff Behaglichkeitsgewicht eingeführt. Bei diesem Gewicht werden unterschiedlicher Körperbau, unterschiedliche Stoffwechselleistungen, zum Beispiel höherer oder niedrigerer »Grundumsatz«, und verschiedene körperliche Belastung durch Beruf und Sport berücksichtigt – deshalb kann es durchaus zehn Prozent unter, aber auch geringfügig über dem Normalgewicht liegen. Von Übergewicht sprechen die Ernährungsforscher erst bei 30 Prozent oder mehr über dem Normalgewicht.

▶ Bestimmen Sie also zunächst Ihr Behaglichkeitsgewicht, sichern Sie durch ärztliche Untersuchungen ab, daß Sie nicht nur nach Ihrem Empfinden und Befinden, sondern auch nach dem medizinischen Befund damit richtig liegen.

▶ Legen Sie häufiger, am besten einmal pro Woche, einen Entlastungstag ein. Es muß nicht unbedingt ein strenger Fastentag sein, an dem Sie nur – genügend! – Flüssigkeit zu sich nehmen und mit Hilfe von Einläufen abführen; lassen Sie vielmehr einfach mal an einem Tag in der Woche alles Belastende beim Essen und Trinken weg, natürlich auch den gesellschaftsfähigen Dickmacher Alkohol. Machen Sie also einen Saft- und Obsttag.

▶ Führen Sie keine gewaltsamen Fastenkuren während des Arbeitsalltags durch! Wenn Sie auf ärztlichen Rat hin wirklich streng fasten wollen, so tun Sie dies bitte auch nur unter ärztlicher Aufsicht, am besten im Urlaub oder im Rahmen einer Heilfastenkur (Adressen, die weiterhelfen, Seite 92).

▶ Um die vielen kleinen und großen Ernährungssünden abzubauen, sollten Sie sich lieber kleine, machbare Einschränkungen auferlegen, diese aber auf Dauer. Nur so überfordern Sie sich nicht durch zu hohe Vorgaben, die Sie dann vielleicht doch nicht einhalten können – was zur Enttäuschung führen würde und Sie bald den Mut verlieren ließe.

▶ Essen Sie auch mit den Augen! Decken Sie sich den Tisch hübsch, nehmen Sie sich Zeit zum Essen! Schmecken Sie, was Sie essen! Entdecken Sie, daß Sie auch auf gesunde Weise schlemmen können. So werden Sie allmählich vom Gourmand, dem Vielesser, zum Gourmet, dem Genießer. Lassen Sie sich anregen von den Rezepten in den vielen Vollwert-Kochbüchern, gehen Sie auch mal in ein gutes Restaurant; jeder Koch, der etwas auf sich hält, bietet heute auch gesunde, vollwertige Kost an.

Mit Hilfe der Aufstellung auf den Seiten 60 bis 62 können Sie sich bei der Ernährungsumstellung leicht orientieren, von der nutzlosen oder schädigenden Zivilisationskost zu einer gesunden, einer vollwertigen Ernährung finden. Über die aus der richtigen Ernährung weiterentwickelte Heilnahrung, die Sie aus Krankheit oder schweren Ernährungsfehlern herausführen kann, berät Sie Ihr Arzt.

	Von wertarmer Zivilisationskost...
Fleisch	Schweinefleisch, Mastfleisch, Wurstwaren, Räucherfleisch, paniertes Fleisch, Fleischextrakte
Fisch	Fette, geräucherte und panierte Fische; Fischfertiggerichte, Fischkonserven, Mastfische
Eier	das tägliche Frühstücksei, gebratene Eierspeisen, Billigeier aus Intensivhaltung, hartgekochte Eier
Fette	Butter zum Braten, Schwenken und Backen, Schweineschmalz, Schlachtfette von Masttieren
Öle	Öl mit hohem Anteil an gesättigten und einfach ungesättigten Fettsäuren, zum Beispiel raffiniertes Olivenöl
Kartoffeln	Salzkartoffeln; »Veredelungsprodukte« wie Pommes frites, Chips, Kartoffelfertiggerichte
Gemüse	Gemüsekonserven, weichgekochtes Gemüse
Getreide	weißes, raffiniertes Auszugsmehl, Gebäck aus Feinmehl wie Kuchen, Torten, Weißbrot, Semmeln, Graubrot, Brezeln, Cornflakes
Obst	Kompott, Dosenobst, kandiertes Obst
Süßwaren	Feingebäck, Zucker, Schokolade, Bonbons, Pralinen, Marmelade, Gummibärchen, Eis, Süßspeisen mit hohem Zuckeranteil, Billighonig
Getränke	süße Weine, Spirituosen, zuviel Bier, Starkbiere, Bohnenkaffee, schwarzer Tee, zuckerhaltige Limonaden, Cola-Getränke, gesüßte Säfte, Sekt, Spumante
Milch- und Molkereiprodukte	H-Milch, Hartkäse, fettreiche und geschmolzene Käse, Schlagsahne mit Zucker, erhitzte saure Sahne
Gewürze	zuviel Kochsalz, zu scharfe Gewürze

...stellen Sie sich um auf gesunde Ernährung

Fleisch
insgesamt weniger Fleisch (1 bis 2mal pro Woche) und dann Rind-, Wild-
oder Geflügelfleisch, magere Wurstsorten (vor allem Puter), getrocknetes
Fleisch (Bündner Fleisch), gutes frisches Tatar, Fleisch nicht als Hauptge-
richt, sondern als Beilage

Fisch
Bach- und Seefische, luftgetrocknet, gekocht oder gegrillt; Makrele,
Hering, Lachs (enthalten die gefäßschützenden sogenannten
Omega-3-Fettsäuren)

Eier
frische Landeier, weichgekocht, nur 2 bis 4 pro Woche

Fette
Butter nur dünn zum Streichen, hochungesättigte Pflanzenfette (Diät-Mar-
garine)

Öle
hochungesättigte, kaltgepreßte Pflanzenöle

Kartoffeln
Pellkartoffeln oder Kartoffeln in der Folie (wenn möglich, Kartoffeln aus
biologischem Anbau)

Gemüse
Gemüserohkost, gedämpftes Frischgemüse, wenn nicht verfügbar: Tief-
kühlgemüse (soweit möglich alles aus biologischem Anbau), alle Salate

Getreide
Vollkornbrote, Mehrkornprodukte (zum Beispiel Sechskorn), Frischkorn-
müsli, Knäckebrot, Vollkornnudeln, Backen mit frisch gemahlenem Sprieß-
korn (aus biologischem Anbau)

Obst
täglich Frischobst, Obstsalat, Tiefkühlobst, Beeren, gedämpftes getrocknetes Obst

Süßwaren
Vollkornkuchen und -gebäck, alle anderen Süßigkeiten (auch Diätprali-
nen) nur sparsam und selten

Getränke
stilles Mineralwasser, natriumarmes Mineralwasser, weniger Bier, (leichte
Biere, obergärige Biere), weniger, aber gute trockene Weine oder Diätwein,
ungezuckerten Most, Kräutertees, Korn-(Malzkaffee), nur zu Anregung
Schonkaffee, zu den Mahlzeiten nicht viel trinken

**Milch- und
Molkerei-
produkte**
ungekochte, pasteurisierte Milch, besser Vorzugsmilch, Frischkäse, Hütten-
käse, gereifter und fettarmer Käse, Quarkspeisen, Sauermilch, Joghurt,
Kefir, Molke

Gewürze
Kräutersalze (kein Kochsalz), alle heimischen Würzkräuter

	... stellen Sie sich um auf laktovegetabile* Heilkost
Fleisch	kein Fleisch und keine Wurst
Fisch	kein Fisch
Eier	ab und zu ein Landei als Zutat; besser keine Eier
Fette	kein tieriches Fett
Öle	kaltgepreßte Keimöle: Sonnenblumen-, Lein-, Distel-, Maiskeimöl; wenig hochwertige Pflanzenmargarine
Kartoffeln	Pellkartoffeln in der Folie, am besten mit Schale
Gemüse	alle Stengel-, Wurzel-, Knollen-, Frucht-, Blüten- und Blattgemüse als Rohkost vor der Mahlzeit und als Hauptmahlzeit, kurz gedünstetes Gemüse
Getreide	Frischkornbrei, Sechskornbrei, frisches Getreide: Weizen, Roggen, Hafer, Gerste, Buchweizen, Hirse, Grünkern, Dinkel, Reis, Mais, gekeimte Körner
Obst	reichlich Frischobst, Stein-, Beeren und Kernobst nach Jahreszeit
Süßwaren	sparsam Qualitätshonig, süßes Obst, Trockenfrüchte, keinen Zucker
Getränke	stilles Mineralwasser, Kräutertees, Malzkaffee, keine alkoholischen Getränke
Milch- und Molkerei- produkte	rohe, höchstens erwärmte Vorzugsmilch und Sauermilchprodukte mit rechtsdrehender Milchsäure, Quark, Magerquark
Gewürze	frische Kräuter, kein Salz

*   *lakto* = mit Milch, Milchprodukten hergestellt.
    vegetabil (lat.) = aus pflanzlicher Frischkost zubereitet

Gesund und fit: Bewegungstherapie

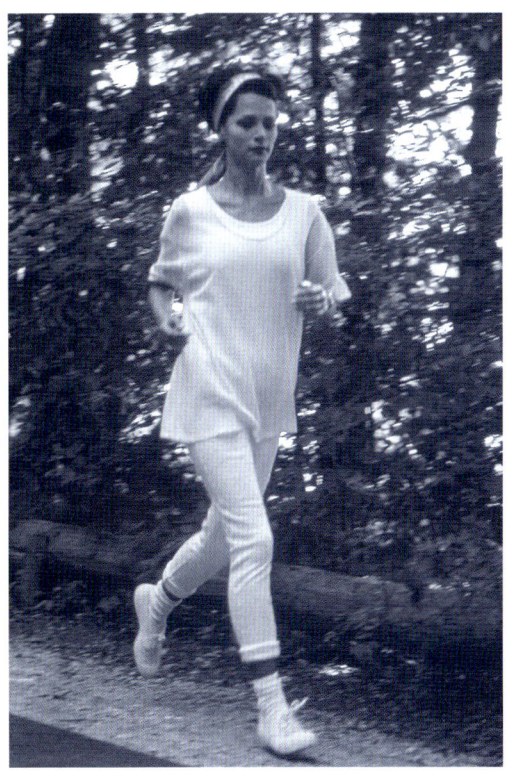

Kneipps Erfahrung und Weitblick kommen auch in seiner Einschätzung von Körpertraining, von Bewegung und Sport zum Ausdruck. Schon vor über hundert Jahren beklagte er die zunehmende Verweichlichung der Menschen; zur Gesunderhaltung war die *Übung der Körperkräfte* für ihn fast ebenso wichtig wie die Anwendung des Wassers. Folgerichtig war der Herr Prälat ein großer Förderer des Sports: Noch zu seinen Lebzeiten wurde in Wörishofen ein Lawn-(Rasen-)Tennis-Club gegründet, einer der ersten in Deutschland. Radfahren und Wandern entwickelten sich rasch zu Massensportarten im und um den Kurort. Als der Erzherzog Joseph von Österreich, später einer seiner treuesten Patienten und spendabel-

Üben Sie Ihre Körperkräfte

Bewegung schafft Beweglichkeit für Körper, Geist und Seele

sten Gönner, zum ersten Mal in das schwäbische Bauerndorf kam, ließ Kneipp ihn kurzerhand Holz hacken, um so die müde Muskulatur des hohen Herrn wieder in Schwung zu bringen.

Eine geringe körperliche Belastbarkeit, verursacht durch Bewegungsmangel, gehört auch heute noch zu den wichtigsten Ursachen für »Wohlstandskrankheiten«. Leider ist Bewegungsmangel häufig verbunden mit anderen krankmachenden Umständen, die man als »Risikofaktoren« bezeichnet, wie Rauchen, Überernährung und damit Übergewicht, zu großer Alkoholkonsum und Streß. Wer sich regelmäßig ausreichend bewegt, mag »Laster« dieser Art gar nicht mehr dulden; Bewegung und Sport helfen auf einfache Art auch, sich aus Abhängigkeiten zu lösen, von kleinen und großen Sünden wider die eigene Natur loszukommen.

Was Bewegung bewirkt

Die körperliche Bewegung wird als Gesundheits- oder Heilfaktor oft unterschätzt. Dabei sind es wenige, aber lebenswichtige Vorteile, die das regelmäßige Bewegen, das Körpertraining, mit sich bringt:

● In der Bewegung und durch die Bewegung verbessern sich die Leistungen des gesamten Organismus, weil Sauerstoff vermehrt zugeführt und durch einen aktivierten Kreislauf in die »entlegensten« Zellen transportiert wird. Und ausreichende Versorgung mit Sauerstoff verhindert den Leistungsabfall, die vorzeitige Ermüdung und nicht zuletzt das zu frühe Altern der Zellen und Organe.

● Bewegung schafft Beweglichkeit: Das auf Dauer gefährliche »Einrosten« der Gelenke, die Versteifung der Sehnen und die schwindende Kraft der Muskulatur lassen sich weder durch Medikamente noch durch andere Behandlungen verhindern. Allein die aktive Bewegung kann den ganzen Körper beweglich halten!

Bewegung lockert Körper und Seele

● Sportliche Betätigung wirkt ausgleichend auf das belastete oder überlastete Nervensystem. Bewegung vertreibt quälende Hungergefühle und »entspannt« die Seele.

Bitte beachten Sie

Wenn Sie nicht schon durch aktives Sporttreiben in der Jugend Ihre Lieblingssportart kennen und auch ausüben, wenn Sie also völlig untrainiert sind und auch nicht wissen, welcher Sport für Sie am besten ist, sollten Sie sich zunächst von einem Sportarzt oder Ihrem Hausarzt beraten lassen. Er wird ein Trainingsprogramm für Sie zusammenstellen, das Ihrer Leistungsfähigkeit entspricht.

So trainieren Sie richtig

Gehören Sie zu jenen Menschen, die gesund und eigentlich »bewegungshungrig«, aber mit zunehmendem Alter ein bißchen träge geworden sind, können Sie sich an diese Regeln halten:

● Das Wichtigste: Wählen Sie Bewegungs- und Sportarten, die Ihnen Spaß machen. Bewegen Sie sich mit Freude, leicht und locker, und vermeiden Sie Überanstrengung.

● Beschränken Sie sich auf die gesündesten Sportarten, die Ihre Herz-Kreislauf-Funktionen verbessern und keine einseitigen Belastungen etwa der Gelenke oder der Wirbelsäule mit sich bringen. Joggen zum Beispiel ist zwar seit langer Zeit in aller Munde, jedoch ist dieser Sport für Menschen mit vorgeschädigten Gelenken ungeeignet, weil das Körpergewicht Hüftgelenke, Knie- und Fußgelenke belastet. Wenn Sie aber gerne Dauerlauf machen oder joggen wollen, dann sollten Sie dabei unbedingt speziell gefederte Joggingschuhe tragen und bevorzugt auf weichem, federndem Boden laufen, etwa auf Waldwegen.

● Betreiben Sie Ihre Lieblingssportart mit Gleichgesinnten – gemeinsam ist ein regelmäßiges Training noch leichter.

● Sofern Ihr Herz-Kreislauf-System gesund ist, sollten Sie am besten täglich einmal an die Grenze Ihrer körperlichen Belastbarkeit kommen, am besten bis zum Schwitzen. Dabei sollte die Pulszahl auf »170 minus Lebensalter«, bei einem vierzigjährigen Menschen also auf 130 Schläge pro Minute steigen.

● Um die einmal erworbene Kondition zu behalten, sollten Sie dreimal in der Woche, jeweils mindestens zehn Minuten lang, diese Belastung erreichen und dabei einen möglichst großen Teil der gesamten Körpermuskulatur bewegen.

● Bitte wählen Sie nur jene Sportarten, die dieser Forderung am ehesten gerecht werden, zum Beispiel Fahrradfahren (auch Standfahrrad) oder Skilanglauf.

● Trainieren Sie nur im Freien oder in Räumen mit guter Frischluftzufuhr; ein Training ohne die Möglichkeit der üppigen Sauerstoffaufnahme ist wirkungslos!

● Setzen Sie sich anfangs keine zu hohen Ziele. Dadurch bringen Sie sich um die Freude an der Bewegung – »Bierernst« und Leistungszwang demoralisieren! Entwickeln Sie vielmehr langsame Trainingssteigerungen, und verzagen Sie nicht, wenn Sie einmal das gesteckte Ziel nicht erreichen. Für keinen Menschen ist jeder Tag auch ein guter Tag!

■ Wenn Sie also locker und ohne großen Zwang an die Sache herangehen, werden Sie schon bald feststellen, daß Ihnen die regelmäßige Bewegung zu einem wirklichen Bedürfnis wird.

Tips für jeden Tag

▶ Denken Sie sich Tricks aus, wie Sie in Ihrem Alltag, der sich bestimmt auch bei Ihnen im Bürosessel, im Auto oder an der Maschine abspielt, Bewegung »einbauen« können. Versuchen Sie doch mal:

● wo immer es geht, anstelle des Lifts die Treppe zu nehmen,

● eine kleine Treppe zwei- bis dreimal rauf und runter

zu laufen – das erste Mal für den »Zweck«, danach für Ihre Gesundheit,

● einmal in der Woche, statt mittags zu essen, spazieren-zugehen, im Wald zu laufen oder zum Schwimmen zu gehen,

● im Laufe des Tages am Arbeitsplatz oder/und abends beim Fernsehen kleine Lockerungsübungen zu machen; ein paar Knie-beugen können Sie überall zwischendurch mal einlegen,

● jeden Tag mit dem mor-gendlichen fünf- bis zehn-minütigen Gymnastikpro-gramm zu beginnen (kleine Frühgymnastik, Seite 68)

● jeden Abend vor dem Zu-bettgehen einige Dehnübun-gen einzulegen, um die be-sonders belasteten Körper-partien, beispielsweise die Wirbelsäule, zu lockern und damit zu entspannen. Ent-spannung am Abend führt zu schnellerem Einschlafen, zu besserem Durchschlafen – zu einem erholsamen Schlaf.

Sportarten und Trainingswirkung

Sportmediziner haben viele Sport- und Gymnastikarten untersucht unter dem Ge-sichtspunkt ihrer trainieren-den, also leistungsverbes-sernden Wirkung infolge ver-stärkter Sauerstoffaufnahme. Anhand der folgenden Zu-sammenstellung können Sie sich informieren, welche Sportarten für Sie am besten geeignet sind.

▶ Isometrische Übungen, Muskelanspannungen in Gymnastikform oder durch Krafttraining, können zwar ein Muskelwachstum erzeu-gen, sind jedoch für die Stei-gerung der Sauerstoffauf-nahme über die Lunge ge-rade für das Herz ohne we-sentliche Trainingswirkung. Im Gegenteil – wird Krafttrai-ning falsch oder übertrieben ausgeübt, kann es durch die Gefäßverengung während der Anstrengung eher zu einem Sauerstoffmangel kommen, was für Menschen mit einer Herz-Kreislauf-Schwäche gefährlich sein kann.

■ Isometrische Übungen haben also keine wesent-liche gesundheitsfördernde Trainingswirkung, nur den »Schönheitseffekt« des Mus-kelwachstums – ausgenom-men isometrische Übungen im Rahmen krankengymna-stischer Rehabilitation.

▶ Muskelanspannungen mit Bewegung, hierher gehö-ren leichte Gymnastik und Hanteltraining, bringen schon eher einen Trainings-effekt, sind aber ebenso wie die isometrischen Übungen für Lunge, Herz und Kreis-lauf von geringerer Bedeu-tung. Vorteile haben solche Methoden allerdings, wenn es gilt, gezielt Muskelpartien zu kräftigen und dadurch die Wirbelsäule zu stabilisie-ren.

■ Einen Trainingseffekt für den Herzmuskel durch ver-mehrte Sauerstoffzufuhr ha-ben diese Übungen allerdings nicht! Ein leistungsfähiges Herz aber ist die wichtigste Voraussetzung für ausrei-chende Sauerstoffversorgung des gesamten Organismus.

▶ Belastungen von relativ kurzer Dauer, die viel Sauer-stoff erfordern, wie Sprint-läufe und das Geräteturnen, haben keinen Langzeit-Trai-ningseffekt auf das Herz-Kreis-lauf-System. Für kreislauf-labile, untrainierte Menschen können kurze Extrembela-stungen sogar gefährlich sein!

Empfehlenswerte Sportarten

▶ Die besten Möglichkeiten, sich durch Sport gesund zu erhalten, bieten Ausdauersportarten: Machen Sie Übungen, die viel Sauerstoff erfordern, also jene, bei denen viele Muskeln gleichmäßig und lange beansprucht werden (jeweils mindestens über eine Zeit von zehn Minuten).

Zu diesen Sportarten, bei denen der Trainingseffekt auf Herz und Kreislauf sehr gut ist, gehören:

● kräftiges Marschieren und Wandern über mehrere Stunden,

● Dauerlauf über mehrere Kilometer,

● Schwimmen über mindestens 400 Meter (bitte achten Sie auf ruhiges Atmen; Preßatmung ist ungünstig),

● Radfahren über mehr als 10 Kilometer; es ist (»im leichten Gang«) besonders gut für die Knie- und Hüftgelenke, die vom Gewicht entlastet sind und durch das Treten der Pedale beweglich bleiben. Das Herz-Kreislauf-System wird in der richtigen Weise belastet, die Gefahr der Überanstrengung besteht kaum.

● Skilanglauf wirkt ähnlich günstig auf das Herz-Kreislauf-System, ohne den Bewegungsapparat zu überlasten. Den richtigen lockeren Laufstil lernen Sie rasch und am besten durch einen Skilehrer.

● Rudern und Kanu-Sport erfordern ebenfalls hohe Kreislaufleistungen und sind vor allem für die Muskulatur im Schulter- und Rückenbereich günstig.

● Eislaufen, Fußballspielen, Hockey- oder Handballspielen sind »spielerische« Sportarten, die jedoch mit zunehmendem Alter eine gewisse Verletzungsgefahr mit sich bringen.

● Beim Tennis sind zu hoher Leistungsdruck und Ehrgeiz oft schädlich – gegen ein Sichausarbeiten und aktives Schwitzen ist jedoch nichts einzuwenden. Falsche Schlagtechnik und Verspannungen im Schulter-Nacken-Bereich sind häufig Ursache für den »Tennisarm« (Epikondylitis). Technik und Koordination bei einem dem Können angepaßten Leistungsniveau sollten gewährleistet sein.

● Beim Golfspielen steht neben der gut dosierbaren Belastung für Herz und Kreislauf der vegetativ stabilisierende Effekt durch konzentrative Entspannung im Vordergrund. Der Wechsel zwischen Anspannung und Konzentration bei Schwung und Schlag und die nachfolgende Entspannung mit Bewegung und Laufen sind unter vegetativ-rhythmischen Aspekten ideal, sie sind streßabbauend. Sprunggelenke und Wirbelsäule werden durch Laufen auf weichem Rasen geschont. Bei richtiger Schlagtechnik und lockeren Bewegungsabläufen sind die Belastungen für Wirbelsäule und Bandscheiben erfahrungsgemäß gering und wirken eher positiv durch Kräftigung der Muskulatur. Vermeiden Sie Preßatmung!

Bitte beachten Sie

Bei Ausdauersportarten setzt Vollwertnahrung über längere Zeit Energien frei, ohne zu belasten. Kalium- und Magnesiumreichtum sind ideal für Nerven- und Muskelstoffwechsel.

Kleine Frühgymnastik

Entfernen Sie für Ihre kleine Frühgymnastik, die Sie noch im Bett machen, Kopfkissen und Bettdecke, so daß Sie flach ausgestreckt liegen kön- nen. Dann beginnen Sie Ihr kleines Training, wobei Sie jede Übung spielerisch, mög- lichst unverkrampft durch- führen sollten.

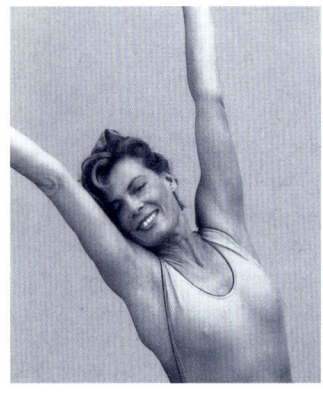

1 *Ausgiebig räkeln und strecken ist der beste Start für unser kleines Morgenprogramm.*

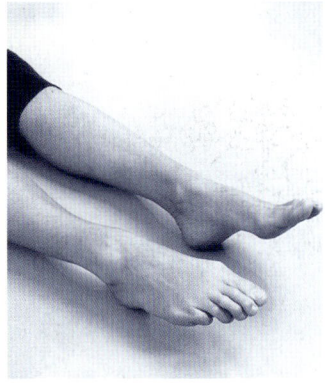

2 *Die Zehen nach unten füh- ren, als wollten Sie mit ihnen etwas greifen – 10mal.*

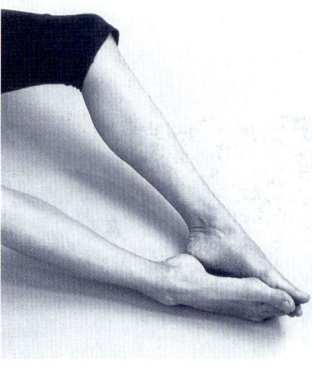

3 *Die Fußsohlen aneinander legen und in den Knöcheln nach außen wippen.*

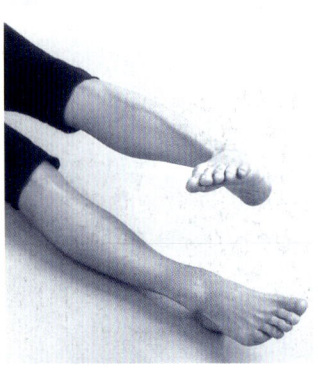

4 *Kreisen Sie mit jedem Fuß – 10mal nach links und 10mal nach rechts. Schwieriger wird es, wenn Sie den Fuß anheben.*

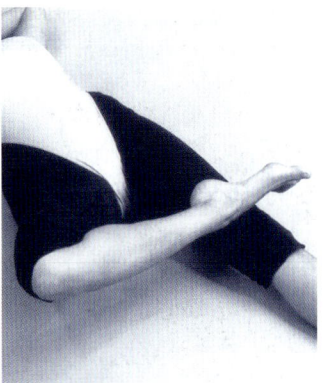

5 *Den rechten Fuß auf den linken Oberschenkel legen und mit dem rechten Knie nach unten wippen – 10mal.*

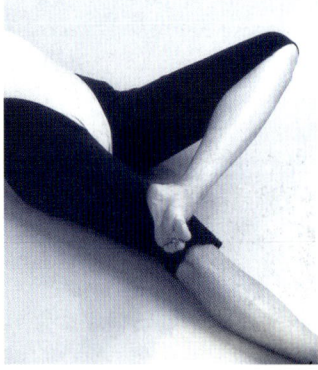

6 *Den linken Fuß auf den rech- ten Oberschenkel legen und mit dem linken Knie nach unten wippen – 10mal.*

Nach dieser Gymnastik, die nur 5 bis 10 Minuten beansprucht, sind Sie munter und warm. Am besten wäre es, wenn Sie bei der Morgentoi-lette entweder eine Wechseldusche oder nach der Reini-gungsdusche einen kalten Abguß (Seite 36) machen würden – das ist ein guter Start in den Tag: Sie haben Ihre Muskeln gelockert, den Kreislauf in Schwung gebracht und sich Ihr Frühstück »verdient« (Seite 88).

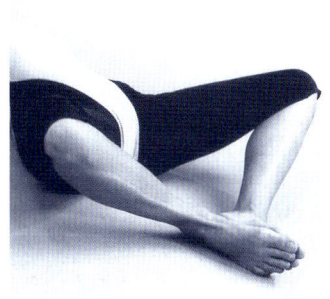

7 Die Beine anziehen, die Fußsohlen aneinanderlegen, Knie auseinander und in den Knien wippen – 10mal.

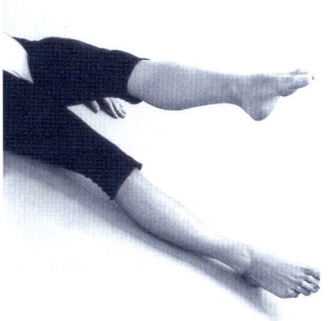

8 Linkes Bein anheben und möglichst geradegestreckt im Uhrzeigersinn kreisen – 10mal.

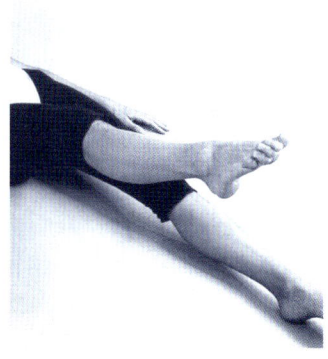

9 Rechtes Bein anheben und möglichst geradegestreckt im Uhrzeigersinn kreisen – 10mal.

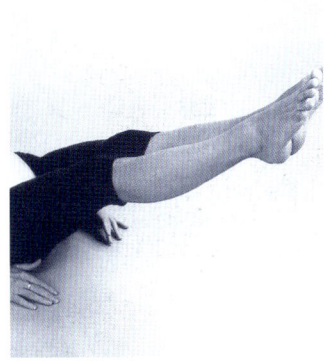

10 Beide Beine anheben und möglichst geradegestreckt entgegen dem Uhrzeigersinn kreisen – 10mal.

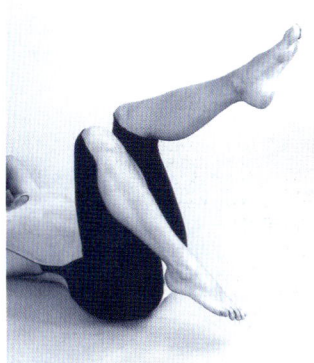

11 Beide Beine anheben wie zum »Radfahren«. Die Füße locker ans Gesäß schlagen – 10mal.

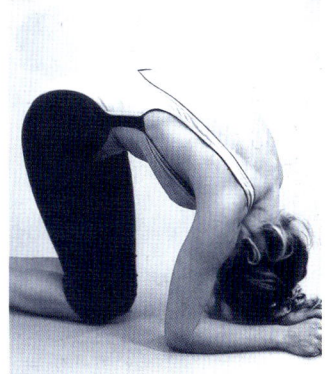

12 Zum Schluß 20 bis 30 Katzenbuckel; dabei mit dem Gesäß zu den Fersen federn – mit möglichst rundem Rücken.

Aktive und passive Bewegung bei Alltagsbeschwerden

	Muskelmassage	Bindegewebsmassage	Krankengymnastik	Atemübungen	Gymnastik	Ausdauertraining	Schwimmen	Radfahren	Wandern	Skilanglauf	Joggen	Golf
Herz-Kreislauf-Probleme				●	●		●	●	●			●
arterielle Gefäßkrankheiten	●	●			●			●	●	●		●
Venenleiden					●		●					●
niedriger Blutdruck		●		●	●	●	●	●	●	●	●	
hoher Blutdruck				●	●	●		●	●	●		
vegetative Störungen	●	●		●	●	●	●					●
Schlafstörungen				●	●	●	●	●	●	●		●
grippale Infekte				●								
Verdauungsstörungen		●		●	●	●	●	●	●	●		
Atemwegs-erkrankungen		●	●	●						●		●
Rheuma akut			●									
Rheuma degenerativ	●		●		●		●	●	●			●
Kopfschmerz	●	●		●	●			●	●	●		●
Migräne		●		●		●	●	●	●			●

Das richtige Maß finden: Ordnungstherapie

Im Maße liegt die Ordnung, jedes Zuviel und jedes Zuwenig setzt anstelle von Gesundheit Krankheit!
(Sebastian Kneipp)

Dies ist einer der wichtigsten Sätze von Sebastian Kneipp, mit dem er jedoch nicht die Maß Bier gemeint hat – die wußte der kernige Schwabe durchaus auch zu würdigen –, sondern das Balancehalten zwischen zwei Extremen, das Leben in Ausgewogenheit als Voraussetzung für Gesundheit. Daran mag zu erkennen sein, daß Kneippen auch im Alltag nichts Einseitiges hat, schon gar nichts Fanatisches, daß Genüsse, die »des Menschen Herz erfreuen«, zu denen Kneipp

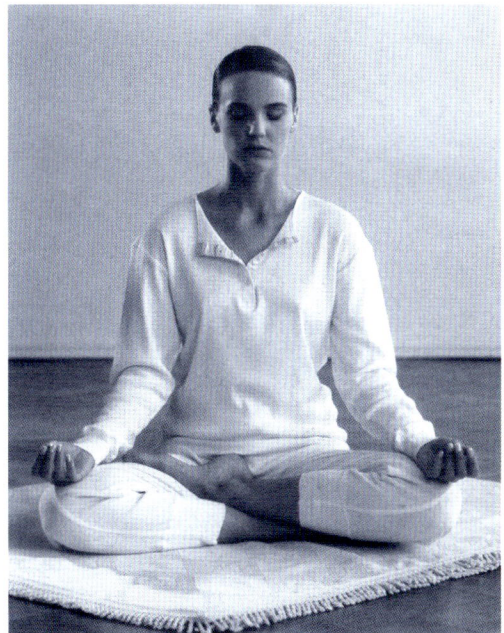

auch ein gutes Glas Wein rechnete, der Gesundheit keinesfalls abträglich sein müssen.

Auch die Seele kann krank sein

Aus seiner priesterlichen Fürsorge heraus bezog Kneipp aber stets das Seelenleben seiner Patienten in die Betrachtung des gestörten oder kranken Organismus ein.
In vielen seiner ausführlichen Behandlungsberichte spricht er davon, daß er als erstes den »Stallmist« ausfegen mußte, der sich in den Seelen der Menschen abgesetzt hatte. Ist das nicht ein schönes und verständliches Bild?

Zu Ruhe und Entspannung durch Meditation

Seelisch-
körperliche
Störungen Daß Sebastian Kneipp auch ein richtiges Gespür hatte für die so
häufige Ursache vieler Krankheiten – den seelischen Konflikt –,
wird heute täglich bestätigt: In der ärztlichen Praxis ebenso wie in
der Kurbehandlung kommen Begriffe wie »psychosomatische Ursachen«, »psychovegetative Erschöpfung«, »Rhythmusstörungen«
immer wieder in Arzt-Patienten-Gesprächen vor.

Biologischer Tagesrhythmus –
das natürliche Wechselspiel

Biorhythmik ist ein ernstzunehmender Forschungszweig in der Medizin geworden. Was ist darunter zu verstehen?
Unser aller Leben ist natürlichen Rhythmen unterworfen, die wir
zum Teil bewußt beeinflussen können, nicht aber dauerhaft außer
Kraft setzen dürfen, ohne Schaden an Leib und Seele zu nehmen.
Natürlichen Rhythmen sind auch Mikrokosmos, Gestirne und
Makrokosmos unterworfen. Einer der für uns bedeutendsten Rhythmen ist der biologische Tagesrhythmus. Was Sebastian Kneipp aus
der Erfahrung geschildert hat, ist von der Rhythmus-Forschung
nachgemessen und in einer interessanten Tageskurve mit Höhen
und Tiefen der Leistungsfähigkeit dargestellt worden.

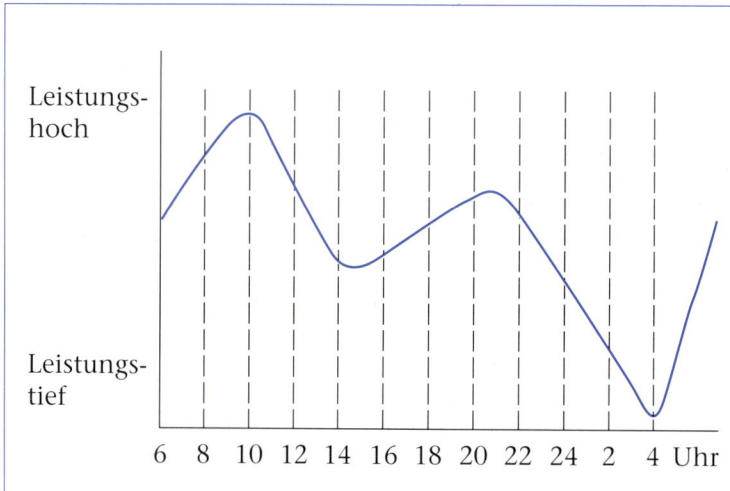

**Leistungs-
kurve –
Höhen und
Tiefen unse-
rer Leistungs-
fähigkeit
während
eines Tages,
unser Tages-
rhythmus.**

Leistungskurve – was sie für uns bedeutet

● Beim biologischen Tagesrhythmus gibt es zwar eine Reihe indivi-dueller Unterschiede, die durch Ernährungsgewohnheiten und per-sönliche Eigenheiten beeinflußt werden. Grundsätzlich jedoch kann man folgendes feststellen:
Der Leistungshöhepunkt liegt am Vormittag. Danach sinkt die Leistungsfähigkeit in das Nachmittag-Tief. Nach einem erneuten Zwischenhoch am frühen Abend fällt die Leistungskurve kontinu-ierlich ab, um dann einige Stunden nach Mitternacht ihren absolu-ten Tiefpunkt zu erreichen.
Jeder von uns muß mit diesen Schwankungen seiner Leistungsfä-higkeit Tag für Tag leben. Wichtig ist, daß Sie Ihren persönlichen Tagesrhythmus herausfinden, damit Sie Ihr Leistungshoch sinnvoll nutzen können. Im Leistungstief sollten Sie nicht gegen Ihren bio-logischen Rhythmus arbeiten; Sie sollten vielmehr entspannen und diese Phase möglichst für Ihre sozialen Kontakte und für Routi-netätigkeiten nutzen. Nach dem Anstieg der Leistungskurve am späten Nachmittag können Sie sich wieder wichtigeren – auch sportlichen! – Aktivitäten zuwenden.

Biologischer Tages-rhythmus

Während der menschliche Organismus in den tiefen Phasen der Welle nach Entspannung, Erholung, Ruhe beziehungsweise Schlaf verlangt, ist er in den hohen Phasen leistungsbereit, erträgt und braucht angepaßte Anspannung und Anstrengung. An diesen Pha-sen sind auch die inneren Organe orientiert, die unabhängig von Bewußtsein und Willen ihre Arbeit verrichten und zu bestimmten Zeiten geschont werden müssen, um danach wieder voll leistungs-fähig zu sein.
Das Auf und Ab der Rhythmen wird gesteuert durch Hormone, vor allem aber durch das autonome (vegetative) Nervensystem. Dieses Lebensnervensystem steuert unbewußt, quasi automatisch, die wichtigen Funktionen zum Beispiel des Atmens, des Herzens und der Verdauungsorgane.
Den in der Kurve dargestellten Ruhe- und Leistungsphasen entspre-chend wirken in diesem Nervensystem zwei gegensätzliche Kräfte: der Sympathikus als Leistungsnerv und der Parasympathikus, auch Vagus genannt, als Ruhe- und Erholungsnerv.

Rhythmus-Steuerung

Zwar ist das vegetative Nervensystem über den menschlichen Willen nicht steuerbar – ein Schlafloser kann nicht schlafen wollen –, der Mensch vermag es jedoch positiv zum Beispiel durch autogenes Training oder negativ zu beeinflussen. Beispiele hierfür sind **So schaden** das künstliche Licht, mit dem wir den Tag verlängern, und die Me- **wir uns** dikamente und Genußmittel, mit denen wir Wachsein, Schlaf oder **selbst** Aufmunterung zu steuern versuchen. Auch Belastung, Ärger, dauernde Überforderung, Enttäuschung, Existenznot und Schmerz können das natürliche Wechselspiel von Sympathikus und Parasympathikus (Vagus) stören.

■ Dauert der Zustand einer künstlich aufrechterhaltenen Leistungsbereitschaft ohne jegliche Erholung längere Zeit an, kommt es unausweichlich zur körperlichen und seelischen Erschöpfung. Schlaf- **Risiko-** störungen, Nervosität, Verdauungsbeschwerden, Herzrhythmus- **faktoren** und Kreislaufstörungen, Reizbarkeit und Verstimmtheit sind Anzeichen dafür und Alarmzeichen. Vor allem in ihrer Häufigkeit und Summierung sind dies die gefährlichen Risikofaktoren für unsere Gesundheit.

Was ist Streß?

Zur Charakterisierung einer dauernden Überlastung und des Nicht-im-biologischen-Rhythmus-Lebens ist dieser Begriff eigentlich **Streß** falsch. Streß nämlich ist im Grunde lebenswichtig, er kennzeich- **ist lebens-** net ursprünglich die Fähigkeit eines Lebewesens, eben auch des **wichtig** Menschen, auf Gefahrensituationen zu reagieren – schnell, konzentriert und richtig, sei es auch durch Flucht. Hierfür werden automatisch und blitzschnell Reserven im Organismus mobilisiert. Blutdruck, Blutfett- und Blutzuckerwerte sowie Herzschlag und Geschwindigkeit des Blutflusses erhöhen sich. Mit diesem Zuwachs an Energie ist ein Lebewesen bereit, sich »schlagkräftig« und schnell mit einer Bedrohung oder der Lösung einer schwierigen Aufgabe auseinanderzusetzen.
In uns heutigen Menschen sind diese ererbten Verhaltensmuster natürlich noch vorhanden. Während aber der Steinzeitmensch angesichts eines Mammuts davonrannte und so die ins Blut ausgeschütteten Reserven in der Bewegung (Flucht) nutzte und damit ab-

baute, fehlen uns in der Regel die Möglichkeiten, die bereitgestellten Reserven in Bewegung umzusetzen, sie abzubauen.

Man denke nur an einen Geschäftsmann, der häufig mit dem Auto unterwegs ist und dessen Blutdruck bei einem riskanten Überholmanöver extrem ansteigt, der von Termin zu Termin hetzt, der beruflichen Ärger und in der Familie vielleicht auch Probleme hat: Bei diesem Menschen werden die »Reserve«-Werte zu »Risiko«-Werten, die sich so sehr ansammeln, daß sie nach kurzer Zeit bei der ärztlichen Untersuchung nachweisbar sind.

So kommt es zur Gefährdung

Ist es nicht jedem von uns schon einmal so ergangen? Geht es Ihnen vielleicht oft so – oder dauernd?

Streß-Bewältigung

Für einen ständig »auf Leistung programmierten« Menschen gibt es viele Möglichkeiten, rechtzeitig in die erholsame Phase, die vagotone Phase, zurückzufinden: Streß läßt sich am besten vorbeugen durch tägliche Bewegung, durch Sport, durch körperliches Abreagieren (Seite 63). Gegensteuern können Sie aktiv auch mit Hilfe einiger Techniken, die relativ schnell zur Entspannung führen, sei es tagsüber oder abends zur Vorbereitung auf den Schlaf (Seite 76). Die Anwendung des Wassers (Seite 20) und die Hilfe durch Heilpflanzen (Seite 52) sind weitere einfache Möglichkeiten, Streß abzubauen; Sie sollten sie nutzen. Auch die Vollwertnahrung hat auf das vegetative Nervensystem eine streßabbauende Wirkung (Seite 56).

Vorbeugen durch Bewegung

■ In jedem Fall sollten Sie sich auch innerlich, also geistig und seelisch, gegen Streßgefahren »wappnen«. Entspannungsmethoden wie das autogene Training, Yoga, Meditation können Ihnen dabei helfen. Jeder sollte sich das für ihn passende Programm aussuchen.

Üben Sie Entspannung ein

Es wäre sicherlich unrealistisch zu fordern, wir alle sollten uns gegen die krankmachende Überlastung dauerhaft schützen, indem wir die uns vorgegebenen biologischen Rhythmen genau einhalten. Denn dies ist in unserer von unzähligen äußeren Zwängen, Regeln und Terminen gelenkten Welt nicht immer möglich. Wenn Sie aber die Gefahren kennen und die Zusammenhänge Ihnen bewußt sind, können Sie vorbeugen und gegensteuern.

Entspannungsmethoden bei Alltagsbeschwerden

	Autogenes Training	Yoga	Meditation	Atemübungen	Mittagsschlaf, Mittagsruhe	Ruhe vor dem Essen	Entspannungspausen, öfter am Tag	Seelsorge
Herz-Kreislauf-Probleme	●		●	●	●		●	
arterielle Gefäßkrankheiten	●		●					
Venenleiden		●		●				
niedriger Blutdruck		●	●					
hoher Blutdruck	●		●	●	●		●	
vegetative Störungen	●	●	●	●		●	●	●
Schlafstörungen	●	●	●					
grippale Infekte					●			
Verdauungsstörungen		●	●			●	●	
Atemwegserkrankungen		●	●					
Rheuma akut	●						●	
Rheuma degenerativ		●			●			
Kopfschmerz		●	●		●		●	
Migräne	●	●	●		●		●	●

Entspannungshilfen

Autogenes Training, Yoga, Meditation und Atemübungen können die »Steuerungszentrale Vegetativum« beruhigend und heilend beeinflussen. Seelische Wogen glätten sich, die Sauerstoffzufuhr für alle Organe wird verbessert, Muskelverspannung gelöst – sie bewirken eine ganzheitliche Harmonisierung.

Autogenes Training

Das autogene Training als Entspannungsmethode unseres Kulturkreises führt über die konzentrative Selbstentspannung zur vegetativen Stabilisierung, zu innerer Sammlung und Ausgeglichenheit. Auch zur Unterstützung der Behandlung chronischer Erkrankungen ist es geeignet; innere Störfaktoren werden beseitigt, äußere Reize, die einer Selbstheilung häufig im Wege stehen, werden abgeschirmt.

Für die tägliche Entspannung eignen sich die Ruhe-, Schwere-, Wärme- und Atemübung. (Organübungen nur unter fachkundiger Anleitung einüben!)

▶ Um das autogene Training zu erlernen, haben Sie zwei Möglichkeiten: Entweder Sie lassen sich von einem Fachmann unterweisen – Ärzte, Gesundheitsinstitute und Volkshochschulen bieten Kurse an –, oder Sie machen sich daran, die vereinfachte Form des autogenen Trainings mit Hilfe eines Ratgebers einzuüben (Seite 91).

»Das Wichtigste am autogenen Training ist, daß man es macht« – diesen Satz von Professor Langen, Arzt und Psychotherapeut, der die vereinfachte Form des autogenen Trainings entwickelt hat, sollten Sie beherzigen. Üben Sie regelmäßig jeden Tag, dann wird es Ihnen bald möglich sein, sich bei Alltagsbelastungen jederzeit mit Hilfe dieser Entspannungsmethode zu erfrischen.

Yoga

Von den Entspannungsmethoden aus dem fernöstlichen Kulturkreis sind es vor allem Elemente des Hatha-Yoga, die für unsere Mentalität besonders geeig-

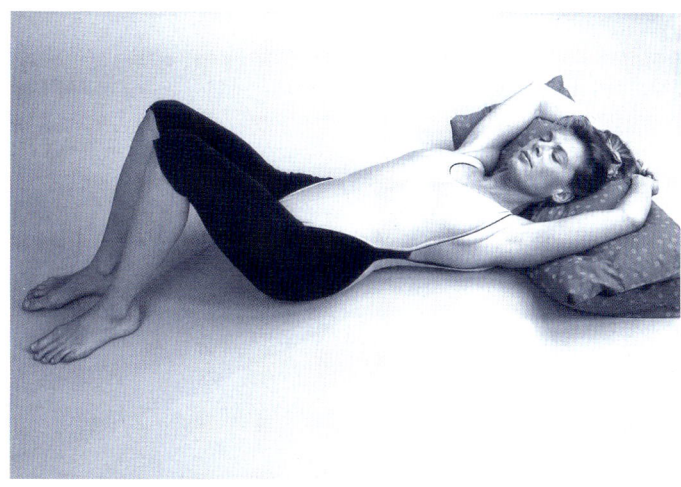

Sammlungsatmung

net erscheinen. Auch hier ist das Ziel die Wiederherstellung der Harmonie von Körper, Geist und Seele. Die Yoga-Lehre umfaßt auch die gesunde Lebensführung im weitesten Sinn, also beispielsweise richtige Ernährung und regelmäßige Bewegung; damit steht sie der Kneippschen Grundidee sehr nahe (Seite 91).

Meditation

Die Meditation gibt Ihnen nach längerer Übung die Möglichkeit, in einem anderen Bewußtseinszustand zu verweilen als dem gewohnten mit seinen oft störenden Inhalten und den ständig

vorhandenen Umweltreizen. Meditieren ist keineswegs notwendigerweise mit christlichen oder gar fernöstlichen Glaubensinhalten verbunden. Es baut vielmehr Stimmungsschwankungen und Ängste ab, weckt Phantasie und Kreativität, stärkt unsere Wahrnehmungsfähigkeit und führt zu Ausgewogenheit von Gefühl und Verstand.

▶ Sie sollten die Meditation in einer Gruppe erlernen; in diesen Gruppen werden meist Vorstellungsmodelle durch den Gruppenleiter gegeben, die unsere Phantasie anregen und außerdem Ansätze für tiefenpsychologische Analysen bieten.

Eine einfache Übung beispielsweise ist die Vorstellung, wie ein Vogel zu fliegen, in einem Boot sanft zu schaukeln, sich wie ein Blatt vom Wind tragen zu lassen.

Richtige Atmung

Eine weitere ebenso gute wie einfache Möglichkeit, die Funktionen des Vegetativums auf natürliche Weise auszugleichen, ist die richtige Atmung. Wir alle sollten uns mit Hilfe von einfachen Atemübungen den Vorgang des Atmens wieder bewußt machen – nur so werden wir lernen, »mit dem Atem« zu leben, statt dauernd »außer Atem hinter dem Leben herzuhetzen«.

▶ Ein Beispiel für eine einfache Atemübung ist die Sammlungsatmung, die Sie täglich einmal durchführen sollten (Foto Seite 77): Sie liegen während der Übung auf dem Boden. Als Unterlage eignet sich eine Decke; der Kopf ist bequem auf einem Kissen gelagert. Die Beine sind mit gegeneinandergelehnten Knien aufgestellt, so daß Sie sich behaglich fühlen; die Füße stehen etwas auseinandergerückt.

(Durch diese Stellung wird ein Hohlkreuz, vor allem bei Übergewichtigen, gut ausgeglichen.) Atmen Sie etwa 2 Minuten lang ruhig durch die Nase ein – ohne die Brust zu heben, indem Sie den Bauch so weit wie möglich »aufblähen« – und wieder aus. Bei dieser möglichst ruhigen und möglichst tiefen Atmung wird sich bald ein Wärmegefühl in der Magengrube einstellen, das sich auch über den Unterleib ausbreitet. Sie fühlen sich wie befreit, also entspannt und ruhig.

■ Diese Übung wirkt allgemein harmonisierend, außerdem ausgleichend auf das Sonnengeflecht (Solar plexus), dessen Vorhandensein uns ja meist nur durch negative seelische Reize bewußt wird, zum Beispiel Verkrampfungen im Magen-Darm-Bereich, spürbar zwischen Nabel und Brustbein. Die Wirkung der Sammlungsatmung beruht auch auf feinen Warm- und Kaltreizen, hervorgerufen durch die unterschiedlich temperierte Aus- und Einatmungsluft, die bei innerer Gelöstheit eine Harmonisierung im seelischen Bereich herbeiführen.

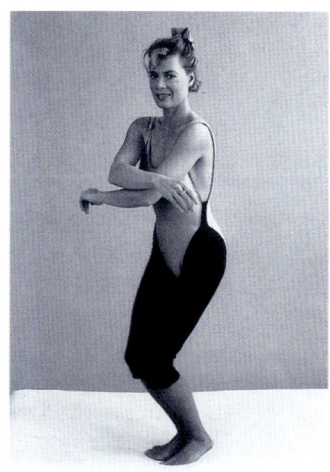

Schwungatmung

▶ Einfache Atemübungen können Sie schon morgens vor dem Aufstehen machen, verbunden mit Räkeln, Dehnen und leichten gymnastischen Übungen, wie sie auf Seite 68/69 beschrieben sind. Auch während Ihrer Mittagspause sind Atemübungen sinnvoll, zum Beispiel die Schwungatmung (Foto oben):
Fest auf beiden Füßen stehend, wippen Sie ein wenig in den Knien, schwingen die Arme von der Seite kreuzend zur Mitte, anschließend über den Kopf und wieder zur Mitte. Bewegen Sie sich locker in einem natürlichen Rhythmus aus Spannung und Entspannung.

Die innere Ordnung

Ist das schon alles, was zur rechten Lebensordnung zu sagen wäre?
Ist da nicht noch etwas?

Wenn Sie nicht bereits wissen, was gemeint ist, dann denken Sie
doch einmal an Kneipp als Seelsorger; Priester zu sein war sein
Hauptberuf, war seine Berufung.

Wenn Sie einmal in Ruhe in sich hineinhören, nehmen Sie sicher
wahr, daß auch bei Ihnen »etwas ins reine« gebracht werden sollte,
das Ihnen vielleicht schon länger auf der Seele liegt – ein Seelsorger, gleichgültig, welcher Konfession, findet sich bestimmt, mit
dem Sie darüber sprechen können. So kommt vielleicht wieder Ordnung in Ihr Seelenleben, und Sie finden zurück in Ihren Rhythmus, in Ihr körperlich-seelisches Gleichgewicht.

Hilfe durch den Seelsorger

*So geht das Sinnen und Trachten vieler Tausender nur auf das Geschäft-
liche und Zeitliche, dabei vergessen sie das wichtigste Geschäft, für das
Heil ihrer unsterblichen Seele zu sorgen. Wie viele Leute findet man im
heutigen Leben, die, solange ihre Kräfte reichten, nur auf ihr Geschäft
versessen waren, aber an keinen Gott oder Religion dachten! Ihren Frieden und ihr größtes Glück suchten sie nur im Zeitlichen. Jetzt sind ihre
Kräfte erlahmt, sie verfallen in Trübsinn, arten zu Neurasthenikern* aus
und suchen Frieden und Ruhe, ohne sie zu finden; denn alles, was wirklich Ruhe und Frieden bringen könnte, kennen sie nicht. Es sage mir nie-
mand, daß die Religion auf den Menschen, ganz besonders auf den Neurastheniker, keinen Einfluß habe. – Gesund ist nur derjenige, der es ge-
lernt hat, mit sich selbst, mit seiner Umwelt und mit dem Herrgott fertig
zu werden.* (Sebastian Kneipp)

* Neurastheniker: nervenschwacher, leicht reizbarer Mensch

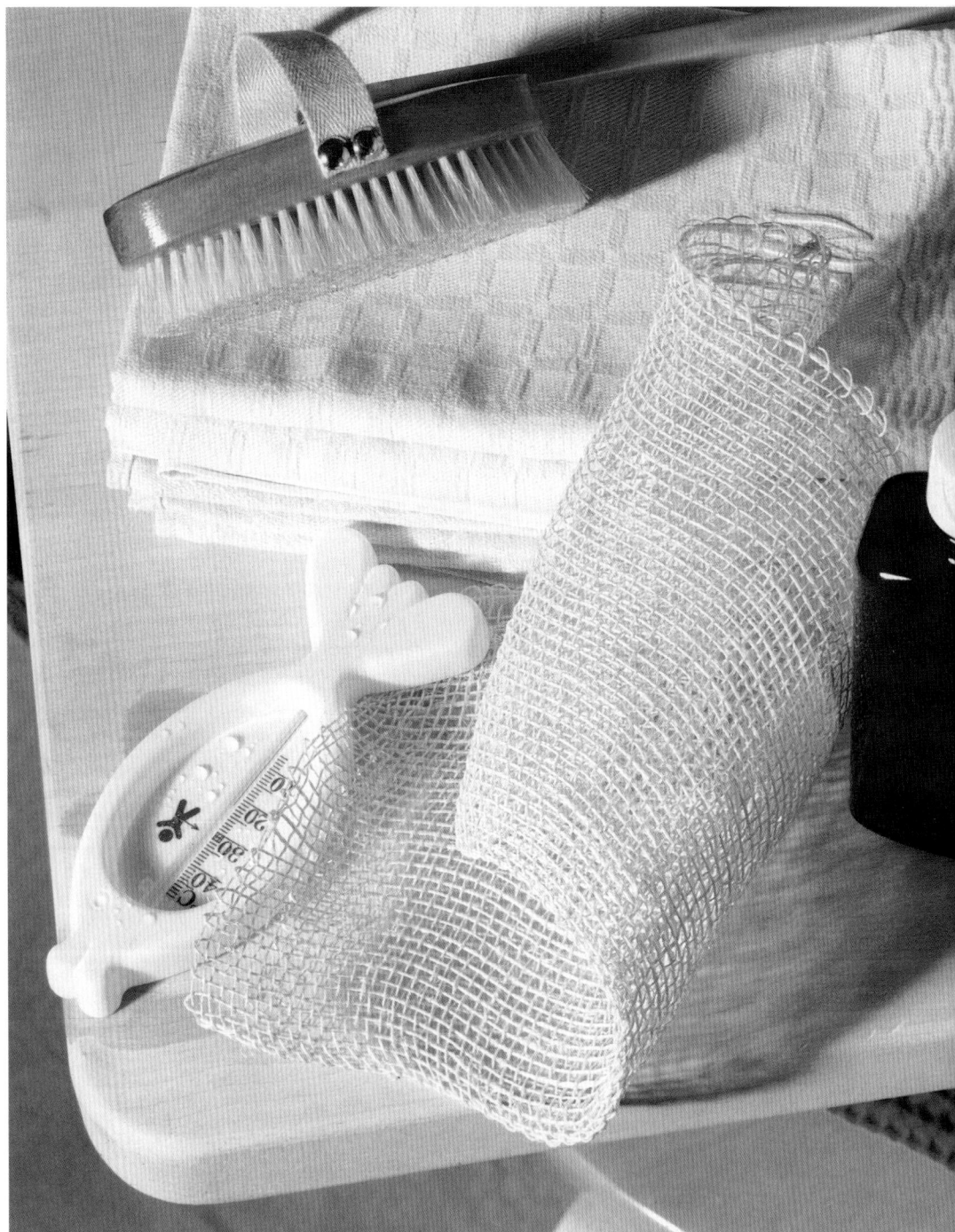

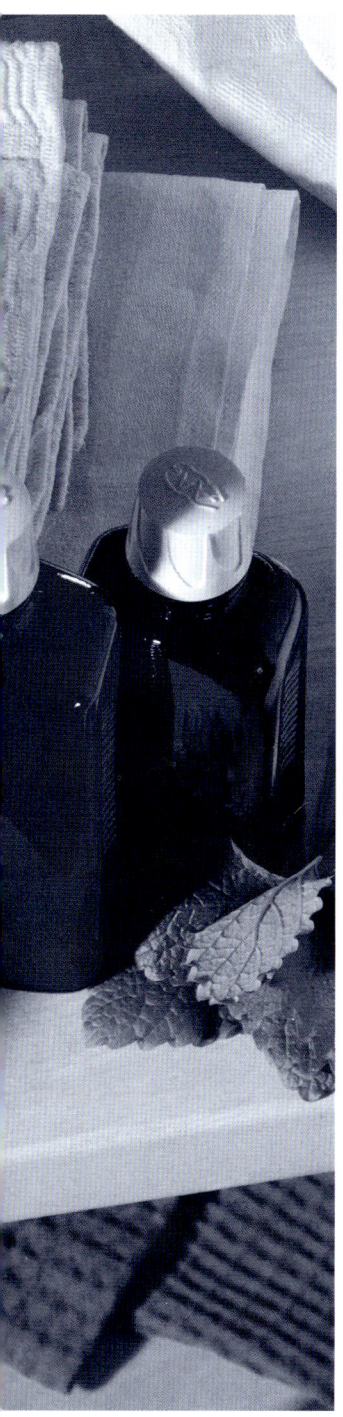

Ihr Kneipp-Programm

Die Erfahrungen mit der Heilkraft aus der Natur können Sie im Alltag, zu Hause, in der Freizeit oder im Urlaub nutzen, um den Belastungen von Beruf oder Umwelt besser gewachsen zu sein und den vielen Zivilisationsbeschwerden vorzubeugen. Ein sicherer Entschluß und ein wenig Disziplin sind freilich die Voraussetzungen dafür, die erfreulichen Resultate Kneippscher Lebensweise in Ihrem Leben zu erfahren und genießen zu können. Nachdem Sie die ersten Schritte getan und einige der Kneippschen Anwendungen in Ihr Leben einbezogen haben, werden Sie bald nicht mehr auf sie verzichten mögen.

Kneippen im Alltag

*Vor allem sind drei Sünden der Menschheit zum Nachteil. Diese sind
Verweichlichung, Genußsucht, Eitelkeit. Diesen drei Sünden will ich drei
Tugenden entgegenstellen: Abhärtung gegen die Verweichlichung, Einfachheit gegen die Eitelkeit und Genügsamkeit gegenüber der Genußsucht. Mit diesem Rezept könnte man alle Menschen glücklich und zu-
frieden machen, und die soziale Frage, die keiner zu lösen imstande ist,
würde von selbst gelöst.* (Sebastian Kneipp)

Inzwischen sind Sie mit dem in seiner Wirkung auf Körper und
Seele so bemerkenswert guten, in der Handhabung so einfachen
Kneippen vertraut geworden. Immer besteht es aus dem Zusammenspiel der fünf Wirkprinzipien Wasserheilkraft, Pflanzenheilkraft, gesunde Ernährung, ausgewogene Bewegung, Ordnungs-
kräfte (Ordnungstherapie).

**Zusammen-
spiel aller
Kneipp-
Methoden**

■ Wenn Sie nun Ihr persönliches Kneipp-Programm für Alltag,
Wochenende oder Urlaub zusammenstellen, dann sollten Sie von
allen fünf Methoden zur Gesunderhaltung gleichermaßen Gebrauch machen. So haben Sie schier unerschöpfliche Möglichkeiten, Ihre Leistungsfähigkeit zu erhalten oder sogar zu steigern,
Lebensfreude zu gewinnen, aber auch viele Befindlichkeitsstörungen auf natürliche Weise zu beseitigen.

Ausgewogenheit von Anspannung und Entspannung

Ziel aller Kneipp-Methoden ist die Verbesserung der Organleistun-
gen durch vermehrte Sauerstoffzufuhr, die Verbesserung des Stoff-
wechsels durch die Aufnahme möglichst vollwertiger Nahrung und
die Anwendung von Pflanzenheilmitteln. Da wir aber alle in eine
von äußeren Einflüssen und unserer »inneren Uhr« beeinflußte Le-
bensdynamik eingebunden sind, hat der richtige Rhythmus von

**Der
biologische
Rhythmus**

Anwendungen, Training, Nahrungsaufnahme im Wechsel mit den nötigen Entspannungsphasen eine übergeordnete Bedeutung. Mehr und mehr wendet sich auch die Wissenschaft der Bedeutung des biologischen Rhythmus wieder zu; so wurde vor einiger Zeit eine Studie abgeschlossen, die sich mit dem Phänomen des Mittags- schlafes auseinandersetzte: Er hat seine kraftspendende Berechti- gung und Bedeutung – was zu beweisen war. Obwohl uns Sinn und Notwendigkeit über Jahrtausende aus der Erfahrung bekannt sind – unsere Eltern und Großeltern haben ihren Mittagsschlaf ja stets ge- halten –, können die meisten von uns dieser sinnvollen Gewohn- heit in der modernen Industriegesellschaft nicht nachgehen. Es gibt übrigens Menschen, die mittags keinen Schlaf vertragen, weil sie danach nicht mehr in Schwung kommen; sie sollten aber ruhen, zumindest entspannen.

Zwischen- durch ruhen

■ Bei der Planung des Kneippens im Alltag, am Wochenende oder im Urlaub sollten Sie sich also zunächst bewußt machen, wie wich- tig es ist, in Ausgewogenheit von Anspannung und Entspannung zu leben. Denn der Rhythmus von Herztätigkeit und Atmung, von Verdauungsarbeit, Nahrungsaufnahme und -enthaltung, von Schla- fen und Wachen, die Wochen-, Monats- und Jahresrhythmen sind uns in ihrer Grundstruktur biologisch vorgegeben. Also lassen wir sie auch natürlich wirken!

Wichtig

Übertreibung schadet!

Sie sollten auch darauf achten, daß die Wasser- und Heilpflanzen- anwendungen, Ernährung und Bewegung Ihren Bedürfnissen entsprechen; Ziel sind Anpassung und Leistungssteigerung, wobei Untätigkeit genauso schadet wie Übertreibung.

Auf die Signale des Körpers achten

■ Bemessen Sie Anwendungen aller Art nach Ihrem eigenen Gefühl für Ihren Körper; im Zweifelsfall können Sie durch die Beratung mit dem Arzt die für Sie richtigen Dosierungen heraus- finden.

Wichtig zur Vorbereitung

Bevor Sie nun Ihren idealen Kneipp-Tagesablauf zusammenstellen, sollten Sie prüfen, ob Sie die notwendigen Mittel oder Hilfsmittel für alle Kneipp-Methoden im Hause haben – das meiste dürfte sich schon in Ihrem Haushalt befinden.

Hilfsmittel, die Sie brauchen

▶ Sie brauchen für die Wasseranwendungen ein Gießhandstück als schnell auswechselbaren Duschaufsatz oder – besser noch – eine zusätzliche Armatur in der Dusche, an die Sie einen 1,5 Meter langen und 0,75 Zoll starken Kneipp-Gießschlauch anschließen können. Außerdem ein Leinentuch für Ganzwaschungen, Handschuh oder Handbürste und Stielbürste mit Naturborsten für Trockenbürstungen, ein Wasserthermometer für Wannenbäder, einen Lattenrost aus Plastik oder Holz zum Einlegen in Bade- oder Duschwanne bei Gußanwendungen (Adressen, die weiterhelfen, Seite 92).

Arzt oder Apotheker raten

▶ Sie brauchen für die Heilpflanzenanwendungen pflanzliche Heilmittel in Form von Badezusätzen, Tees, Säften oder Dragees zur Funktionsverbesserung der Bereiche, in denen Ihre funktionelle »Schwachstelle« sitzt. Orientieren Sie sich bitte in der Übersicht auf Seite 55, oder beraten Sie sich mit Ihrem Arzt oder Ihrem Apotheker.

▶ Sie brauchen für die richtige Ernährung vor allem Anregungen und Informationen. Halten Sie sich bitte an die Empfehlungen auf Seite 58 und die Orientierungshilfe zur Ernährungsumstellung auf Seite 60 bis 62. Außerdem sollten Sie sich ein Vollwertkochbuch anschaffen (Seite 91).

Schon das Einkaufen macht Spaß

▶ Sie brauchen für die tägliche Bewegung Badesachen, gut gepolsterte Laufschuhe (Joggingschuhe), feste Wanderschuhe, leichte Freizeit- und Sportkleidung aus Baumwolle, Leinen, Wolle, und Sie möchten vielleicht sogar ein Fahrrad haben.

▶ Sie brauchen für die Lebensordnung so einfache Dinge wie ein gutes hartes Bett, leichtes und atmungsaktives Bettzeug (bitte keine synthetischen Gewebe), einen Teppich oder eine Matte für die

Gymnastik. Zur Gestaltung Ihrer Lieblings-Ruheecke brauchen Sie nur etwas Phantasie – Sie müssen sich dort geborgen fühlen und je nach Interesse lesen, Musik hören, abschalten können.

Auch das brauchen Sie: ein wenig Mut zu Neuem

Zur Lebensordnung gehört auch, daß Sie versuchen, sich von ungesunden Gewohnheiten zu lösen – ob es sich nun um übermäßiges Kaffeetrinken, um Rauchen oder den Seelentröster Alkohol handelt. Nehmen Sie sich ein paar Minuten Zeit, einmal die Angewohnheiten aufzuschreiben, die Sie schon lange stören. Schon seit Jahren wollten Sie ja eigentlich das Rauchen wenigstens einschränken, schon oft hat es Sie selbst gestört, wenn Sie gleich nach dem Nachhausekommen Ihren kleinen Whisky oder Ihr Glas Bier zur Entspannung, zum Abschalten trinken mußten. Und diese ewig gefüllte Kaffeetasse auf dem Schreibtisch, die überall im Wege steht, haben Sie doch auch schon häufig mit unfreundlichen Blicken betrachtet. Ganz zu schweigen von der Schlaftablette, ohne die Sie nicht einzuschlafen fürchten, von den Abführmitteln, ohne die bei Ihnen »nichts geht« . . .

Nutzen Sie die Chance

Haben Sie es wirklich schon mal ernsthaft versucht, ohne Tablette schlafen zu gehen, haben Sie schon mal den »Mut« aufgebracht, dann eben vielleicht eine halbe, vielleicht eine Stunde in der Nacht wach zu sein – nachzudenken, sich vielleicht Heiteres, Fröhliches aus Ihrem Leben in Erinnerung zu rufen, sich an den kleinen Dingen des vergangenen Tages zu freuen oder auf den nächsten Tag?

■ Alles das, was Sie immer schon ausprobieren wollten, könnten Sie jetzt tun! Und wenn es Ihnen einmal gelungen ist, irgend etwas wegzulassen, zu dem Sie so oft gewohnheitsmäßig gegriffen haben, irgend etwas anderes zu machen als gewohnt, werden Sie stolz auf sich sein. Dieses Gefühl ist etwas so Schönes, daß Sie sich oft damit »belohnen« sollten!

Erfahren Sie sich selbst

Schreiben Sie auf, was Sie ändern wollen!

Machen Sie eine kleine Liste Ihrer »Laster«, und schreiben Sie gleich dahinter die gute Alternative aus dem Kneippschen Erfahrungsschatz, etwa so:

Setzen Sie
Ihre guten
Vorsätze
in die Tat um

● Statt übermäßig viel Kaffee zu trinken, mache ich ein Wechselarmbad oder einen Wechselarmguß.

● Statt zu rauchen, mache ich autogenes Training oder Yoga.
Außerdem schaffe ich mir ein neues Hobby an als Belohnung fürs
Nichtrauchen, vielleicht Tennis, Golf, Skilanglauf; motivieren Sie
sich mit einer Dauerkarte für das Schwimmbad, oder schenken Sie
sich ein neues Fahrrad.

● Statt viel und wahllos jede Art von Alkohol zu trinken, genieße
ich wirklich »gute Tropfen« – in Maßen – in Ruhe und Beschaulich-
keit.

● Statt meine Schlaftablette zu schlucken, mache ich abends einen
kleinen Spaziergang, dann eine Kneipp-Anwendung zum Einschlafen, vielleicht unterstützt durch Hopfen-Baldrian-Präparate,
eine Unterkörperwaschung, einen Schenkelguß oder – bei kalten
Füßen – ein warmes Fußbad.

● Statt des täglichen Abführmittels esse ich jeden Morgen ein
Müsli zum Frühstück, zu Mittag einen Salat oder Rohkost, die ich
gründlich kaue, abends Vollkornbrot mit magerem Käse. Lein-
samen oder Weizenkleie – mit viel Flüssigkeit (jeweils 1 Eßlöffel
mit 0,5 Liter Wasser, Mineralwasser oder Kräutertee) – füllt den
Darm und regt die Verdauungstätigkeit auf natürliche Weise an.

So könnte Ihr Kneipp-Tag aussehen

Um Ihnen dabei zu helfen, das wirklich Sinnvolle für Ihre Gesundheit zu tun, haben wir für Sie einen Kneipp-Mustertag zusammengestellt mit den vielen einfachen Möglichkeiten, mit denen Sie Ihren grauen, unsportlichen Alltag auflockern können. Versuchen Sie, von diesen Vorschlägen möglichst viele in die Tat umzusetzen. Sobald Sie sich mit Hilfe unserer Anregungen an ein gesünderes Alltagsleben gewöhnt haben, wird es Ihnen Spaß machen, aus dem reichen Angebot, das Sie in diesem Buch finden, jene Anwendungen herauszusuchen, die für Ihre Lebenssituation, für Ihre Möglichkeiten maßgeschneidert sind.

■ Bereiten Sie sich am Vorabend auf Ihren Kneipp-Tag vor, wenn nötig durch genaue Terminplanung.

Frisch in den Tag

▶ Wenn Sie zu den Menschen gehören, die häufig zu früh aufwachen und dann nicht weiterschlafen können, machen Sie eine kalte Unterkörper- oder Ganzwaschung (Seite 40). Anschließend gehen Sie wieder ins Bett, packen sich warm ein und genießen den jetzt tieferen und damit erholsameren Schlaf.

▶ Ist Ihnen das Problem des Frühaufwachens nicht bekannt, sind Sie also ein Mensch, der immer durch das Klingeln des Weckers aufwacht, dann sollten Sie ihn früher klingeln lassen, nämlich eine bis anderthalb Stunden, bevor Sie zur Arbeit starten müssen. Diese Zeit nutzen Sie außer für Ihr übliches morgendliches Ritual für Morgenanwendungen.

1 Beginnen Sie mit Trokkenbürsten (Seite 34), wenn möglich am offenen Fenster, auf dem Balkon oder im Freien.

2 Trinken Sie dann ein Glas Wasser: Warmes Wasser wirkt beruhigend auf nervöse, kaltes anregend auf träge Menschen.

3 Anschließend machen Sie einige Lockerungsübungen für Muskeln, Sehnen und Gelenke (Seite 68); die kleine Frühgymnastik bringt den Kreislauf in Schwung und erhält die Gelenkigkeit. Mancher Morgenkopfschmerz ist schon nach leichter Gymnastik wie weggeblasen, denn meistens ent-

So wird ein Müsli bereitet:

1 Tasse Milch (oder 1 Becher Joghurt) in ein Glasschälchen füllen. Einen kleinen Apfel gut waschen, abtrocknen, halbieren und vom Kerngehäuse befreien; ungeschält reiben oder kleinschneiden. 2 Teelöffel Haferflocken und 1 Teelöffel geriebene Nüsse darüberstreuen, gut miteinander vermischen. Apfel, Haferflocken und Nüsse in die Milch (den Joghurt) geben, 1 Teelöffel Honig (oder eingeweichte, abgetropfte Rosinen) dazugeben und mit 1 Teelöffel Zitronensaft abrunden.
Sie können das Müsli täglich anders zubereiten mit verschiedenen Obstsorten, mit Kollathflocken oder Frischkornschrot, mit Hasel- oder Walnüssen.

steht er im Halswirbelsäulen-Bereich, den man nachts oft »verliegt« (übrigens gibt es für diese Fälle Spezialkopfkissen in Fachgeschäften; oft hilft auch schon ein wärmendes Halstuch).

4 Nach Ihrer kleinen Frühgymnastik, für die Sie nur 5 bis 10 Minuten brauchen, sind Sie munter und warm. Jetzt ist bei der Morgentoilette entweder eine Wechseldusche ideal oder nach der Reinigungsdusche ein kalter Abguß (Seite 36).

5 Nehmen Sie sich Zeit fürs Frühstück. Es sollten stets ein Frischkorngericht, ein Milchbestandteil und ein Frischobstanteil dabei sein. Das Rezept auf Seite 87 als Anregung. Nach dem Frühstück Zähneputzen nicht vergessen!

Einmal am Vormittag: bewegen und entspannen

▶ Während Ihres Arbeitstages sollten Sie zwischen 9 und 11 Uhr eine alte Gewohnheit der Arbeiter wieder einführen: das zweite Frühstück. Für Menschen,

die den ganzen Tag am Schreibtisch sitzen, ist diese Pause besonders wichtig.

1 Als erstes sind Bewegung und Lockerung notwendig, damit der ganze Körper gut durchblutet wird; Sie können zum Beispiel Kniebeugen machen oder die Treppen herauf und herunter laufen.

2 Danach entspannen Sie sich fünf Minuten lang, zum Beispiel mit Hilfe des autogenen Trainings.

3 Anschließend essen Sie etwas frisches Obst.

Wenn Sie Ihre Pause so »gestalten«, arbeiten Sie doppelt so frisch weiter.

Die Mittagspause sinnvoll nutzen

▶ Je nach Beschäftigung haben wir zwischen einer Dreiviertelstunde und zwei Stunden Mittagszeit. Nutzen Sie die Ihnen zur Verfügung stehende Zeit, um sich – mit Hilfe möglichst aller Kneipp-Prinzipien – für die zweite Hälfte Ihres Arbeitstages zu erfrischen.

1 Vor dem Essen entspannen Sie sich zehn Minuten lang; mit autogenem Training gelingt es Ihnen schnell, zur Ruhe zu kommen.

2 Essen Sie ruhig, ohne Hast, achten Sie auf vollwertige Kost. Es ist besser, einmal nicht zu essen – und nur Mineralwasser zu trinken –, als eilig etwas in sich hineinzuschlingen.

3 Nach dem Essen ist ein wenig lockere Bewegung, ist ein kleiner Spaziergang wichtig. Dann wäre, je nach Zeitverfügbarkeit, bis zu einer halben Stunde Ruhe ideal. Der Mittagsschlaf sollte keineswegs ein Tiefschlaf sein, viel günstiger ist ein entspanntes Ruhen oder ein »Dösen«.

4 Nach der Mittagspause vor dem Start in den Arbeitsnachmittag und zu Beginn der nachmittäglichen Aufschwungphase Ihrer Leistungskurve ist ein Wechselarmbad, ein kaltes Armbad (Seite 30) oder ein Wechselarmguß (Seite 28) das beste Mittel, um wieder munter zu werden. Probieren Sie selbst aus, ob eine dieser Anwendungen Sie nicht wesentlich mehr aufmuntert als Ihre gewohnte Tasse Kaffee. Die anregende Wirkung des Koffeins ist nur von kurzer Dauer; meist führt sie zu einer neuen Müdigkeit oder hat »flatternde Nerven« zur Folge.

Genießen Sie Ihren Feier-Abend!

▶ Schließen Sie den Arbeitstag nicht mit neuem Streß oder mit Anstrengungen ab. Machen Sie es anders:

1 Lassen Sie Ihr Vegetativum zunächst etwa eine halbe Stunde auspendeln – ruhen Sie sich aus, entspannen Sie sich.

2 Danach können Sie Ihrem täglichen sportlichen Hobby frönen: Laufen, Radfahren – aber bitte ohne Leistungsanspruch! Eine halbe Stunde Belastung genügt.

3 Das Abendessen danach sollten Sie in Ruhe einnehmen und darauf achten, daß es nicht zu schwer verdaulich ist. Übrigens gehört zu den abends weniger gut

verträglichen Speisen auch Rohkost (weil dadurch Gärung und Blähung im Bauch entstehen); davon also sollten Sie abends nichts oder nur wenig essen (besonders gut kauen!).

4 Nach dem Essen haben Sie dann noch zwei bis drei Stunden Zeit, sich mit Ihrer Familie zu beschäftigen, zu lesen, Musik zu hören, zu malen, Spiele zu machen, also etwas zu tun, das Ihnen Freude macht.

5 Auch vor dem Schlafengehen gibt es noch etwas Kneippsches zu tun: Wenn Sie schlecht einschlafen können, empfiehlt sich eine Kombination aus Hydro- und Phytotherapie: Schenkelguß (Seite 50) und Kneipp-Schlaftee (Seite 55). Damit werden Sie schnell und entspannt in den Schlaf finden. Die ideale Zeit zum Schlafengehen ist gegen 22 Uhr.

Ein Kneipp-Wochenende

Beherzigen Sie auch – oder gerade – am Wochenende alles, was wir Ihnen für Ihren Kneipp-Alltag empfohlen haben. Denn jetzt können Sie sich zu allem mehr Zeit lassen und einzelne Kneipp-Methoden intensiver ausführen. Sie können übrigens auch länger schlafen. Einmal ausschlafen zu können, ist der Wunsch vieler Menschen – und dann schleichen sie gegen Samstagmittag immer noch müde herum. Länger als bis 8 oder 9 Uhr morgens liegen zu bleiben, ist nicht empfehlenswert; unsere innere Uhr ist auf so viel Schlaf nicht eingestellt, zum Ausschlafen genügen neun Stunden. Was noch zu erledigen ist, vom Einkaufen über die Fahrradreparatur bis zu unaufschiebbaren Schreibarbeiten, sollte bis Samstagmittag getan sein. Danach muß die Woche für Sie aber wirklich abgeschlossen sein.
Nützen Sie das Wochenende zu großen Erlebnissen:
● Genießen Sie ein festliches Gesundheitsmahl, schlemmen Sie auf gesunde Weise!

● Gehen Sie Ihrem sportlichen Hobby ausgiebig und mit viel Muße nach, spielen Sie zum Beispiel Tennis mit Ihren Freunden, machen Sie eine größere Radtour. Jetzt haben Sie Zeit, sich sportlich »auszuarbeiten«.

● Gönnen Sie sich an jedem Wochenende ein Naturerlebnis – eine ausgedehnte Wanderung, einen Ausflug zu Naturschönheiten, aber bitte nicht im Auto, sondern zu Fuß oder mit dem Fahrrad. So können Sie mehrere Stunden im Freien an frischer Luft sein, auch bei schlechtem Wetter! Dies hat nicht nur entspannenden Effekt und läßt Sie Sauerstoff tanken, sondern hilft Ihnen auch, mit der Natur, mit der Schöpfung besser »zurechtzukommen«, sie besser in Ihr Leben einzubeziehen.

● Natürlich haben Sie am Wochenende auch genügend Zeit für Theater, Konzert, Oper, für Geselligkeit, für Gespräche mit Freunden. Vergessen Sie dabei nicht, Urlaubserinnerungen aufzufrischen oder den nächsten Urlaub zu planen. Auch diese Tätigkeiten vermitteln Kraft, den Alltag zu meistern, sich sogar darauf zu freuen!

Kneippen im Urlaub

Im Urlaub sollten vor allem die im Alltag entgleisten oder gestörten vegetativen Rhythmen wieder ins Gleichgewicht gebracht werden, der Stoffwechsel sollte entlastet, die Abwehrkräfte mobilisiert werden. Nur so können Sie sich Ihres Lebens auch im beruflichen Alltag freuen. All dies können Sie durchaus zu Hause erreichen, indem Sie endlich alle Möglichkeiten nutzen, die häusliche Umgebung zum Gesundheitszentrum auszubauen.

Hier soll keineswegs gegen Abenteuer- oder Erlebnisurlaub gesprochen werden, dafür können Sie eine Hälfte Ihres Jahresurlaubs einplanen. Die andere Hälfte sollte entweder einer Kur zur Vorbeugung oder Kräftigung vorbehalten oder als Ausgleich zum Arbeitsalltag gesundheitsorientiert sein.

Im Urlaub können die biologischen Rhythmen besser gelebt werden, als es im Alltag oft möglich ist.

■ Planen Sie Ihren Gesundheitsurlaub, indem Sie jeden Tag unter ein besonderes Kneipp-Motto stellen. Praktizieren Sie alle Möglichkeiten der fünf Kneipp-Prinzipien so, wie es für den idealen Kneipp-Tag oder das Kneipp-Wochenende empfohlen ist. Einen gesünderen Urlaub gibt es nicht!

Zum Nachschlagen

Bücher, die weiterhelfen

Bachmann, Dr. med. Robert M.: *Hydro-Thermotherapie*, Video; Perimed-Fachbuchverlagsgesellschaft, Erlangen.

Bachmann, Dr. med. Robert M.: *Naturheilverfahren für die ärztliche Praxis,* Band I: Ausgewählte Methoden; Perimed-Fachbuchverlagsgesellschaft, Erlangen.

Bachmann, Dr. med. Robert M.: *Rheumaschmerzen natürlich behandeln;* Gräfe und Unzer Verlag, München.

Bachmann, Dr. med. Robert M., Lothar Burghardt: *Mein persönliches Kneipp-Gesundheitsbuch;* Sachon Verlag, Bad Wörishofen.

Bachmann, Dr. med. Robert M., German M. Schleinkofer: *Die Kneipp-Wassertherapie;* Sachon Verlag, Bad Wörishofen.

Birk / Eichborn / Früchtel / Kurz / Rittinger: *Das große GU Vollwert-Kochbuch;* Gräfe und Unzer Verlag, München.

Rittinger, Eva: *Vegetarisch kochen, köstlich wie noch nie;* Gräfe und Unzer Verlag, München.

Brüggemann, Dr. med. Wolfgang (Herausgeber): *Kneipptherapie – ein bewährtes Naturverfahren;* Springer Verlag, Heidelberg.

Cardas, Elena: *Atmen – Lebenskraft befreien;* Gräfe und Unzer Verlag, München.

Dorstewitz, Dr. med. Hartmut: *Erkältung und Grippe natürlich behandeln;* Gräfe und Unzer Verlag, München.

Elmadfa / Aign / Muskat / Fritzsche / Cremer: *Die große GU Nährwert-Tabelle;* Gräfe und Unzer Verlag, München.

Elmadfa / Fritzsche / Cremer: *Die große GU Vitamin-und Mineralstoff-Tabelle;* Gräfe und Unzer Verlag, München.

Ingrid Früchtel Vollwert-Küche; Gräfe und Unzer Verlag, München.

Halhuber, Dr. med. Carola, Prof. Dr. med. M. J. Halhuber: Sprechstunde: *Herzinfarkt;* Gräfe und Unzer Verlag, München.

Huth, Dr. med. Almuth, Dr. med. Werner Huth: *Meditation.* Gräfe und Unzer Verlag, München.

Jenny, Esther, Dasappa Keshava: *Yoga – Grundkurs für Anfänger;* Gräfe und Unzer Verlag, München.

Kirch, Dr. med. Karl M.: *Sauna – Gesundheitsvergnügen für Körper und Seele;* Gräfe und Unzer Verlag, München.

Kneipp, Sebastian: *Meine Wasserkur* und *So sollt ihr leben;* Ehrenwirth Verlag, München.

Langen, Prof. Dr. med. Dietrich: *Autogenes Training;* Gräfe und Unzer Verlag, München.

Lützner, Dr. med. Hellmut: *Wie neugeboren durch Fasten;* Gräfe und Unzer Verlag, München.

Lützner, Dr. med. Hellmut, Helmut Million: *Richtig essen nach dem Fasten;* Gräfe und Unzer Verlag, München.

Nassauer, Luise, A. Fröhlich-Krauel, Prof. Dr. med. R. Petzoldt: *Das GU Bildkochbuch für Diabetiker;* Gräfe und Unzer Verlag, München.

Pahlow, Apotheker Mannfried: *Das große Buch der Heilpflanzen;* Gräfe und Unzer Verlag, München.
Pfeiffer, Dr. med. Amrei: *Magen-Darm-Beschwerden natürlich behandeln;* Gräfe und Unzer Verlag, München.
Rias-Bucher, Barbara: *Gesund mit Genuß;* Gräfe und Unzer Verlag, München.
Wagner, Dr. Franz: *Akupressur – Energiefluß anregen und harmonisieren;* und *Reflexzonen-Massage;* Gräfe und Unzer Verlag, München.
Winkler, Heinz, Dr. med. Robert M. Bachmann: *Highlights der Kochkunst, Gezaubert mit Kräutern und Blüten;* Heyne Verlag, München.
Yoga für alle Lebensstufen – in Bildern, herausgegeben vom Sivananda Yoga Zentrum; Gräfe und Unzer Verlag, München.

Adressen, die weiterhelfen

Allgäu-Clinic für Naturheilverfahren,
Hahnenfeldstraße 24,
86825 Bad Wörishofen,
Telefon 08247 / 5183

Kneipp-Bund e. V.,
Bundesverband für Gesundheitsförderung
(Dachverband aller rund 600 Kneippvereine),
Sebastian-Kneipp-Akademie für Gesundheitspädagogik,
Internationale Konföderation der Kneipp-Bewegung (IKK) e.V.,
Kneipp-Verlag GmbH
gemeinsame Anschrift:
Sebastian-Kneipp-Haus,
Adolf-Scholz-Allee 6 – 8,
86825 Bad Wörishofen

Verband Deutscher Kneippheilbäder und Kneippkurorte,
Postfach 1260,
65520 Bad Camberg

Ärztliche Gesellschaft für Physiotherapie, Kneippärztebund e.V.,
Villa Dr. Baumgarten,
86825 Bad Wörishofen

Beschwerden- und Sachregister

94 Zum Nachschlagen

© 1994 Gräfe und Unzer Verlag GmbH, München
Überarbeitete Neuausgabe von *Wie neugeboren durch Kneippen*,
Gräfe und Unzer Verlag GmbH 1986, ISBN 3-7742-1140-X

Redaktion: Doris Schimmelpfennig-Funke
Überarbeitung: Michael Kurth
Bildredaktion: Christine Majcen-Kohl
Fotos: Seite 2 links, 6/7, 90 mit freundlicher Genehmigung
der Kurverwaltung Hindelang;
Seite 3, 80/81 R. Schmitz;
Seite 52 H. Reinhard;
Seite 53 S. Eigstler;
Seite 56 G. Wunsch;
Seite 63, 71 Ch. Schneider;
alle übrigen Fotos Michael Nischke
Umschlaggestaltung und Layoutkonzept: Heinz Kraxenberger
Herstellung: Walter Lachenmann, Ina Hochbach
Satz: Oreos, Waakirchen
Reproduktion: Weissenberger, München
Druck und Bindung: Auer, Donauwörth

ISBN 3-7742-2273-8

Auflage   5. 4. 3. 2.
Jahr   98 97 96 95 94